緒方洪庵記念財団　除痘館記念資料室編

緒方洪庵の「除痘館記録」を読み解く

思文閣出版

刊行にあたって

緒方洪庵が幕末の騒然とした時代に大阪の適塾で多くの人材を育てたことは有名である。しかし、開業医として地域医療に身をささげたことも忘れてはならない。また、除痘館（じょとうかん）を開き、天然痘を予防するため牛痘種痘の接種を推進したことは、当時では関心のなかった予防医学のはじまりに大きく貢献したといってよい。牛痘種痘を行う除痘館事業は、幕末という時代やその当時の社会情勢を考えると並大抵のことではなかっただろう。しかし、この洪庵らの活動により、除痘館事業はわが国で大きな広がりをみせた。緒方洪庵は、この除痘館事業の歩みを「除痘館記録」に克明に記している。

大阪において天然痘から人々を救った除痘館事業は当初古手町（ふるてまち）の除痘館（現、大阪市中央区道修町四丁目）で、次いで規模を拡大して、適塾南側の尼崎町除痘館（現、大阪市中央区今橋三丁目）で行われた。当財団のある緒方ビルはその尼崎町除痘館の跡地にあり、除痘館事業を記念する銘板が正面入口に設置されている。また、ビル内には天然痘の様相や洪庵らの種痘普及事業の実態についての展示室、「除痘館記念資料室」を設けて、一般に公開している。

こうした除痘館事業は数々の困難を乗り越えて、幕末から明治・大正・昭和と受け継がれ、昭和五十五年（一九八〇）ついに世界保健機関（ＷＨＯ）は人類が地上から天然痘を根絶するまでに至ったことを宣言した。

平成二十五年（二〇一三）は緒方洪庵没後百五十周年にあたる。またこの年四月には、昭和二十九年（一九五四）から活動を続けてきた公益財団法人・洪庵記念会も一般財団法人・緒方洪庵記念財団と名称を変え、新たな出発の時を迎えた。

このたび、これを記念し、緒方洪庵と除痘館事業を再認識していただくことを願い、本書を刊行することにした。

除痘館事業の紆余曲折を記録した「除痘館記録」は除痘館の歩みそのものである。しかし、内容に難解な部分もあり、一人でも多くの方々に親しく理解していただくために、ここでは解説・註釈だけでなく現代語訳なども併せ収録し、より具体的にとらえていただけるように配慮したつもりである。たくさんの方々にこれを読んでいただき、天然痘から人々を救済した先人の努力や苦労を体感していただくことを願っている。

刊行にあたり、「除痘館記録」の原本を快くご提供いただいた洪庵の玄孫、緒方惟之先生はじめ、編集・執筆にご尽力いただいた緒方洪庵記念財団・除痘館記念資料室専門委員の淺井允晶・加藤四郎・古西義麿・米田該典の各先生、またこの企画にご協力くださった多くの方々に厚く御礼申し上げる次第である。

平成二十七年三月

緒方洪庵記念財団　理事長　緒方高志

「除痘館記録」を承け継いで

表題の「除痘館記録」は緒方家に伝存する洪庵自筆の史料の一つです。本記録は巻子仕立ての箱入りです。書や箱には表題はありません。本記録のことは早くから知られていて、いつの頃からか「除痘館記録」と言いならわされてきました。過去には日本医学会総会が大阪で開催されたときに複製が作られ、関係者に届けられたことがあるなど、広く世間に伝わっています。でも、それを通読した人は少なくなりました。それは、除痘館の目的は天然痘の予防ですが、その病いのことを知る人が少なくなってしまったこととも関わりがあります。

洪庵らが大阪に除痘館を開いたのは嘉永二年（一八四九）のことでした。十年後の安政五年（一八五八）に官許を得、その二年後の万延元年（一八六〇）には手狭（てぜま）になったこともあって、二丁ほど東に移設しています。その移転の時機をきっかけに、除痘館のそれまでの経緯を詳しく書きとどめたのが本記録です。

除痘館は天然痘に感染するのを予防するために種痘接種を行う施設です。現在では天然痘といっても、ある年代以上の人しか分からないでしょう。

私が子供の頃、何も知らないで町中を歩いていると時々顔に穴の開いた人が歩いていました。あの人はどうしてあんな顔になったんだろうかと不思議に思いながら、あるとき父に聞いてみると、その人は天然痘に罹（かか）って治った人だよ、との答えが帰ってきたのです。あんな病いがあるのかとびっくりしたことを思い出します。

私も種痘の日が近づいてくると何かと逃げ回ったのですが、結局は種痘を受けました。子供心では天然痘が怖いのか、種痘が嫌だったのかは分かりません。年が経ち、種痘の歴史や、なぜ種痘を受けなければならないのかなどということを父から説明を聞き、納得したことでした。

ある会合のあと、来会されている方々に種痘を受けておられますかと尋ねたことがあります。その時にはどなたも受けたことはないとのことで、驚きでした。確かに昭和五十五年（一九八〇）には世界保健機関（ＷＨＯ）が地球上から天然痘患者の根絶を宣言しています。でも国内ではその前から病いの発生はなく、種痘は必要なくなっていたのです。

もう天然痘の流行が再燃することはないでしょうし、そのように願っています。

天然痘がなくなった現在、「除痘館記録」を読みなおすことに意義はあるのでしょうか。洪庵の時代ではウイルスのことも細菌のことは何も分かっていません。そんな時代の医師たちが天然痘という病いや患者に向き合ってきたことを思う時、心より感謝するだけではなく、医師も患者も、そして社会全体が病いに向き合うこととは何か……を考える縁にしていただければと思います。

今、この原稿を書きながら「除痘館記録」をながめています。

平成二十七年三月

緒方洪庵　玄孫　緒方惟之

目次

刊行にあたって……緒方高志……i
「除痘館記録」を承け継いで……緒方惟之……iii

第一部　「除痘館記録」を読む

Ⅰ　「除痘館記録」の影印……2
Ⅱ　「除痘館記録」の翻刻・読解……11
Ⅲ　現代語訳「除痘館記録」……16
Ⅳ　「除痘館記録」の註と解説……24

第二部　天然痘対策と除痘館活動

第一章　天然痘対策と緒方洪庵

Ⅰ　天然痘との闘い――種痘法の開発と根絶宣言への道――……米田該典……78
Ⅱ　緒方洪庵と「除痘館記録」……淺井允晶……91
コラム①「大阪と江戸・東京――緒方洪庵の二つの墓所――」緒方高志……117

第二章　大阪の除痘館の成立と展開

Ⅰ　モーニケ苗の伝来と展開……米田該典……122
Ⅱ　大阪の除痘館の成立……浅井允晶……128
コラム②「古手町除痘館記念碑の建立」川上潤……138
Ⅲ　大阪の除痘館の活動と官許……古西義麿……141
コラム③「除痘館での牛痘種痘接種風景」川上潤……153
Ⅳ　尼崎町除痘館の創成と展開……古西義麿……155
コラム④「尼崎町除痘館記念銘板について」川上潤……169

第三章　牛痘種痘法の意義と役割

Ⅰ　エドワード・ジェンナーによる牛痘種痘法の開発……加藤四郎……174
Ⅱ　天然痘対策の今日的意義……加藤四郎……182

天然痘（痘瘡）と大阪の除痘館　関係年表……189
主な参考文献……194
挿図目録……198

あとがき
執筆者紹介
除痘館記念資料室ガイド

第一部

「除痘館記録」を読む

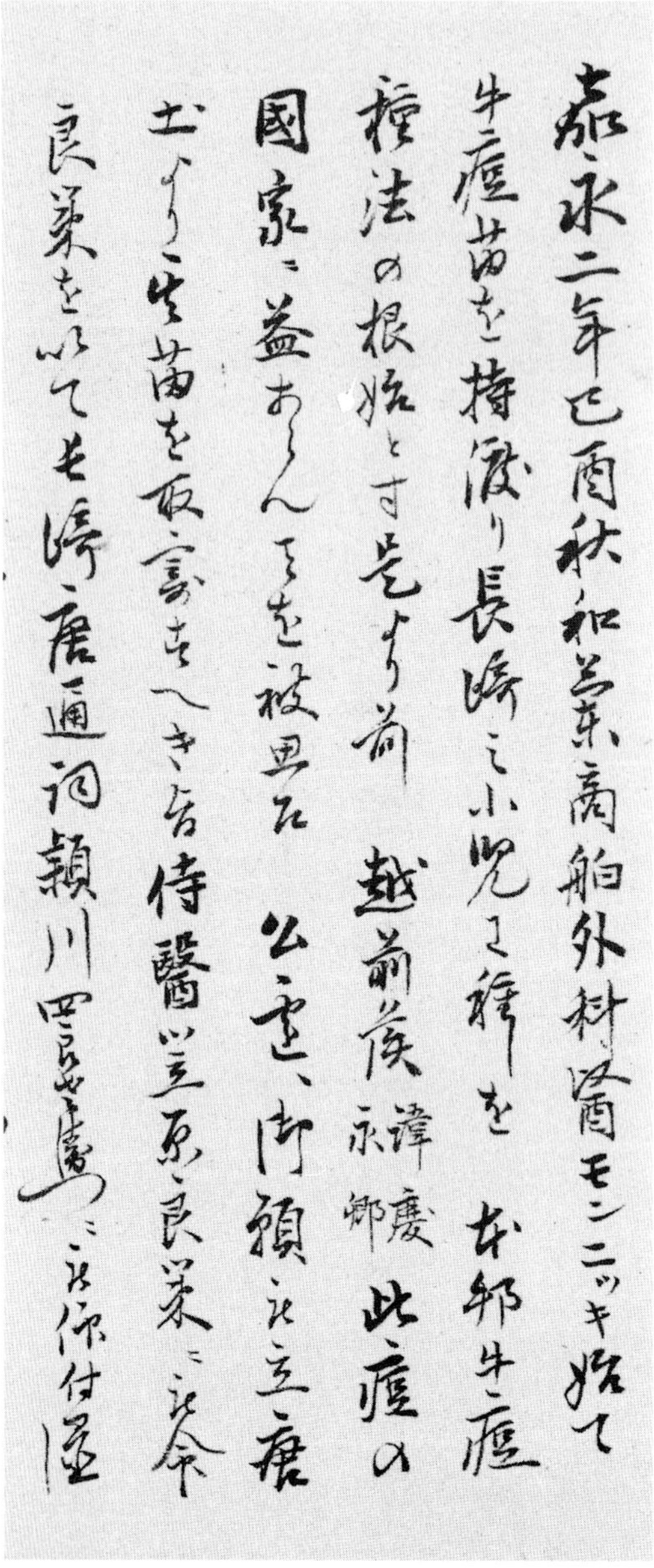

嘉永二年己酉秋和蘭商船外科醫モンニッキ始て
牛痘苗を持渡り長崎に小兒に種を 本邦牛痘
種法の根始とす是より前 越前侯 諱慶永 郷 此痘の
國家に益あらんことを被思召 公邊へ御願に而立唐
土より生苗を取寄すへき旨 侍醫笠原良策に被命
良策を以て長崎に唐通詞頴川四郎八に被仰付置

I　「除痘館記録」の影印

ヨ幸ヒモニッキ持渡リ候ニ依テ四郎兵衛ヨリ已ニ孫ニ種テ
其法ヲ京都日野鼎哉ニ傳フ是日野鼎哉ハ良策ノ師
ナリテ亦四郎兵衛ト意ヲ通スル者アリシヲ以テ始ヨリ此事ニ関
係レハ右ノ鼎哉自家ノ孫并塾家ノ児ニ下苗至
テ急ニ越前ニ注進ス之ニ依テ良策早速上京シテ京都
新町ニ一舗ヲ設ケ都下ノ児ニ試ルコト一二月有リ是ニ
於テ日野鼎哉氏緒方洪庵方人ヲ合セ先ツ大和屋喜兵衛
ヲ頼ミ古手町ニ於テ大和屋佐兵衛名前ヲ以テ貸家借リ受
之ヲ種痘所ト定メ置キ同年十月晦日一小児ヲ携ヘ

上京して良策に分苗を乞ひて御用の痘苗私に分与
し継き候義なりとも續苗御用意の為に頼に益とせハ
両全なりとて十一月七日改て一痘児を携へ其者同伴
にて下坂し之を分與せり是大坂牛痘種法の最初
なり良策分与葛民洪庵ハ続苗を托ふの一紀あり最初なり葛民洪庵其外之人
誓を立て是唯仁術を旨とするのミを上の為に新
法を弘むるを旨とし向来幾何の謝金を得るとありとも
諸之已の利とせす又ニ仁術を行ふの料とせん事を第一の
規定とせ爾後英事を以て社中ニ加るものハ中耕介

山田金江原左一郎村井俊蔵内藤数馬山本河内各醫
相ニ佐々木文中緒方郁蔵あり然るニ都下悪説流布して
牛痘ハ益なきのミならず却て児體ニ害ありといひ之を信
するもの一人も無之ニ至れり茲ニ於て不得已頗ル米銭を
費し一會毎ニ四五人の貧児を雇ひ且ツ四方ニ奔走して
之を諭し之を勧め辛して綿々其苗を連續せる事三
四年漸くにして再び信用せらるゝを得たり其間社中各
自の辛苦艱難せるを敢て筆頭の盡す所ニあらず或ハ
其煩労ニ堪へざるを厭ひ或ハ其自家の本業ニ妨あるを
患ひて退社せるものハ内藤数馬迄下五人あり其社中の

園芸を嗜て頗る助成を致せし天満與力并秋野七兵衛
同又勘兵衛と花畑町住平瀬市郎兵衛の母とあり押ヘ此教
を設て都下の一ヶ所に定メ普く諸賢を茲に集めて之を
判ハしめんと憲の趣意ハ実に良術の攫リ之賑鬻の徒の
手に竭らんことを恐れて其佳苗の連綿して絶ゆることを知らん
ことを希ふことあり然其庵章に御町奉行并與力に悉〆家多き
に依て什器之を以て内願せしを数十ヶ度に及ひ又大和屋
嘉兵衛名前にて表向き願立しておりといへとも実ニ新奇にて
旧例無之をもって官許を得ることく文政十年の星霜を経

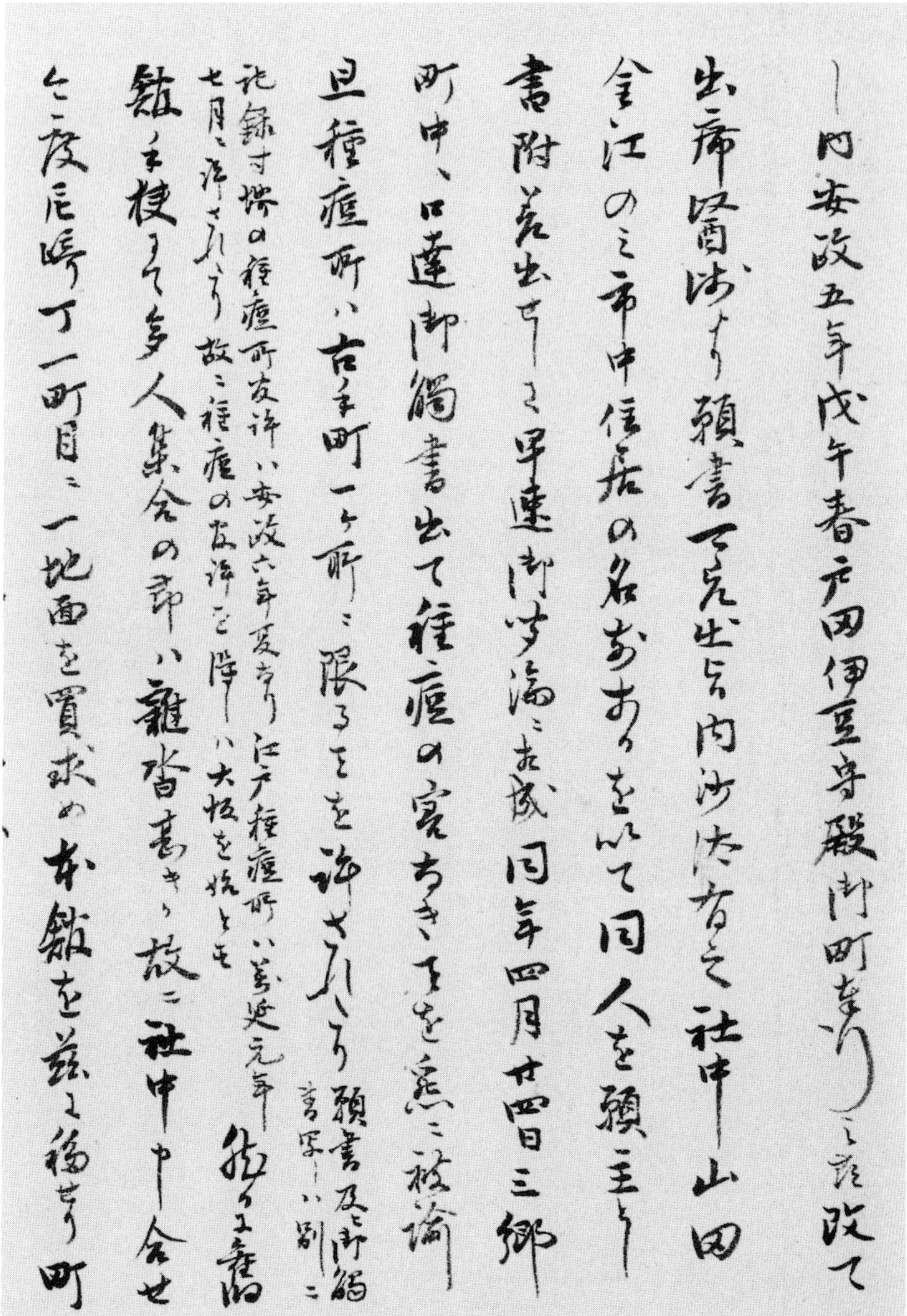
一同安政五年戊午春戸田伊豆守殿御町奉行之節改て
出席医師より願書下先生宅内沙汰有之社中山田
金江の三市中住居の名前あるを以て同人を願主として
書附差出せしに早速御沙汰に相成同年四月廿四日三郷
町中へ口達御觸書出て種痘の寛なきを悉く被諭
且種痘所ハ古手町一ヶ所に限る事を許されける願書及ヒ御觸書写しハ別に
記録す攝の種痘所免許ハ安政六年夏なり江戸種痘所ハ萬延元年七月に許されたり故に種痘の免許を得しハ大坂を始とも然りと雖
雖も未だ多人集会の節ハ雑沓甚しき故に社中申合せ
今度尼崎丁一町目に一地面を買求め本館を築て移せり町

法有之を以て高池清之介を名前人ニ頼ミ同家手代鍋屋
文介を家守とし其買得普請等皆太主ニ従ひ之を語ニ依る
所ニして定勤労ニ附り依て之を世話方ニ加へ物前条ニ挙
くる退社五人之外退と死亡せるものハ原左一郎（安政甲寅六月卒）
村井俊蔵（同年七月卒）日野萬民（安政丙辰十月卒）大和屋喜兵衛（安政己未七月卒）
中耕介（万延庚申二月卒）五人なり右一郎ハ生前より鍋家松井俊平
を以て常ニ代勤せしめたるを以て没後同人代て之を嗣き萬民
ハ養子主税之を嗣き喜兵衛ハ悴喜兵介（喜兵衛と改む）之ニ代る俊蔵
耕介両人ハ嗣子無之を以て絶す林元恭ハ最初より補助と

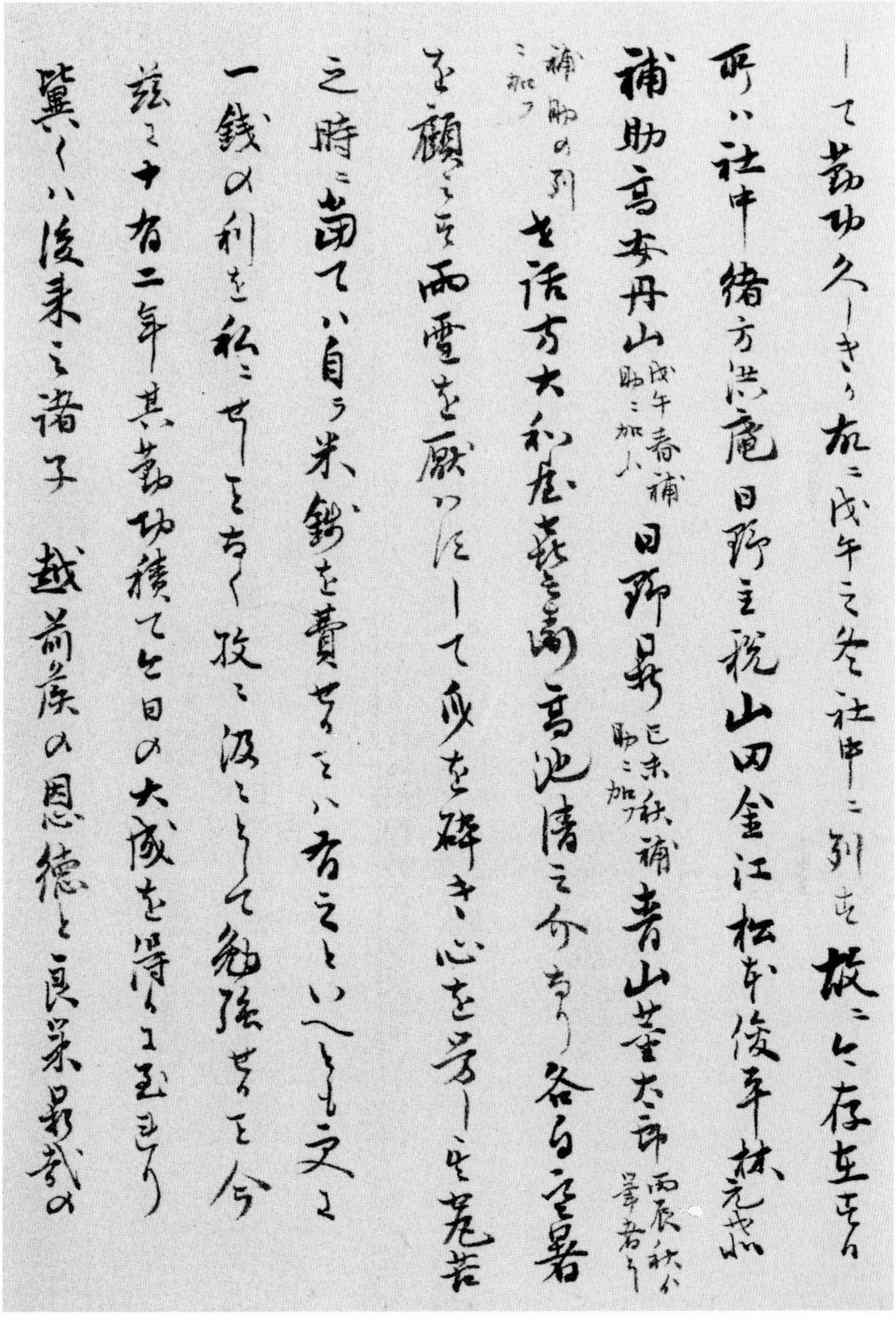

して勤功久しき故ニ戊午之冬社中ニ列せ　故ニ今存在せる
所ハ社中緒方洪庵　日野主税　山田金江　松本俊平　林元也以
補助高安丹山（戊午春補助ニ加ハル）日野晁（巳未秋補助ニ加フ）青山基太郎（丙辰秋分業君之）
（補助の列ニ加フ）支配方大和屋喜兵衛　高池清之介なり　各自ら寒暑
を顧ミず雨雪を厭ハずして身を砕き心を労し以て艱苦
之時ニ當てハ自ら米銭を費せることハ有之といへとも又ニ
一銭の利を私にせしことなく孜々汲々として勉強せるを今
茲ニ十有二年　其勤功積て今日の大成を得るに至り
冀くハ後来之諸子　越前侯の恩徳と良策鼎哉の

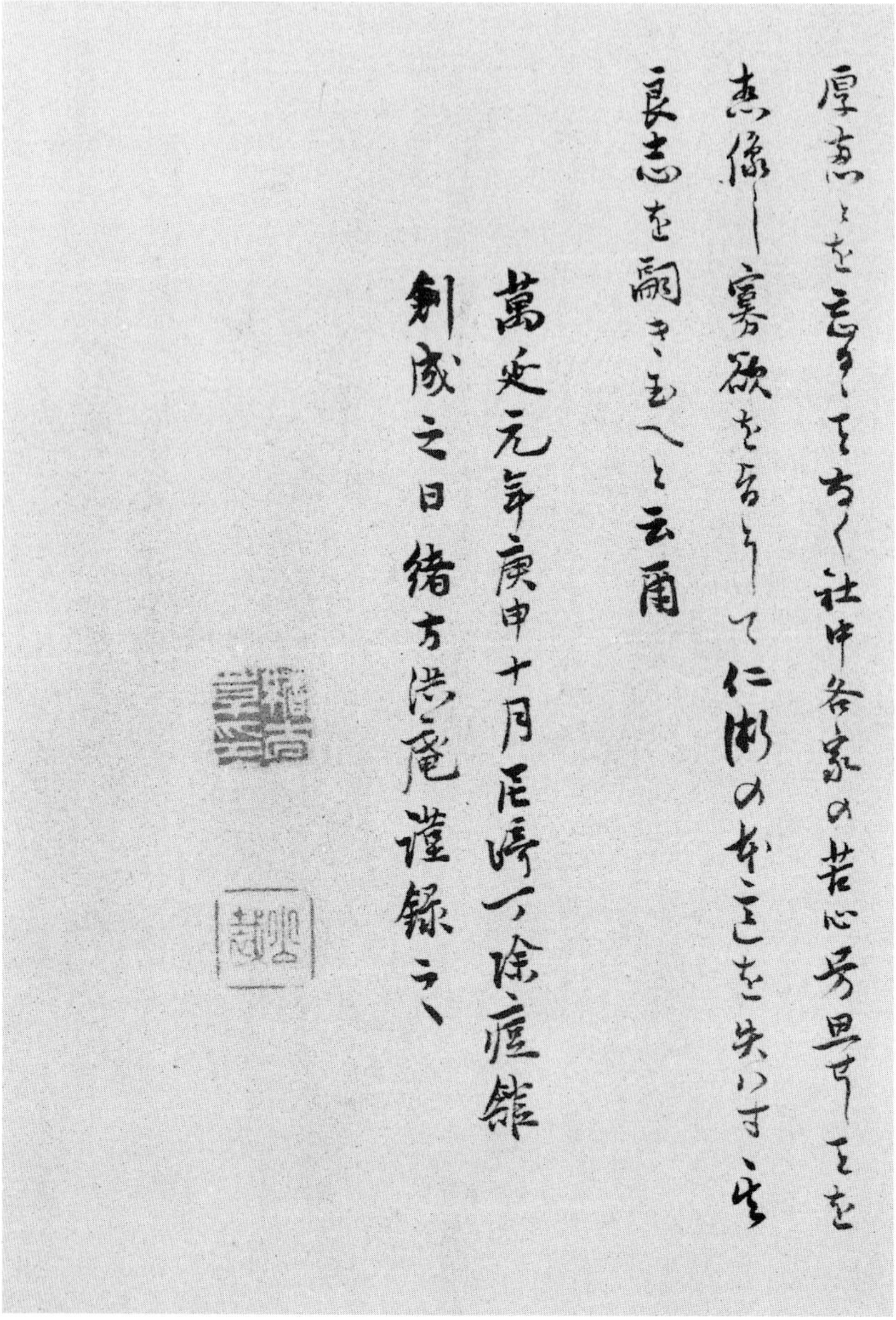
厚恵ミを忘す、又古く社中各家の苦心労思せしをも
想像し寡欲を旨として仁術の本意を失はす、能
良志を嗣き玉へと云爾

萬延元年庚申十月尼崎丁除痘館
創成之日　緒方洪庵謹録之

Ⅱ「除痘館記録」の翻刻・読解

嘉永二年己酉秋、和蘭商船外科醫モンニッキ始て牛痘苗を持渡り、長崎之小児に種しを　本邦牛痘種法の根始とす。是より前　越前侯諱慶永卿此痘の国家ニ益あらんことを被思召　公邊へ御願被立、唐土より其苗を取寄すへき旨侍醫笠原良策ニ被命、良策を以て長崎唐通詞頴川四郎左衛門ニ被仰付置しに、幸ヒモンニッキ持渡りたるに依て、四郎左衛門己レか孫ニ種て其苗を京師日野鼎哉ニ贈れり。是鼎哉ハ良策の師にして、亦四郎左衛門と懇意なりしを以て、始より此事ニ関すれハなり。鼎哉自家の孫幷懇家の児に下苗し置て、急に越前ニ注進す。之ニ依て良策早速上京して、京師新町に一舘を設け都下の児に試ること一、二月なり。是に於て日野葛民、緒方洪庵両人申合せ、先ッ大和屋喜兵衛を頼ミ、古手町ニ於て大和屋傳兵衛名前にて貸家借り受、之を種痘所と定メ置き、同年十月晦日一小児を携へ上京して良策ニ分苗を乞ひしに、御用の痘苗私ニ分與し難き義なれとも、續苗御用意の為メに頼ミ置とせハ両全なりとて、十一月七日改て一痘児を携へ、鼎哉同伴にて下坂し之を分與せり。是大坂牛痘種法の最初なり。（良策ゟ葛民、洪庵へ續苗を頼ム一札あり。）最初より葛民、洪庵、喜兵衛三人誓を立て、是唯仁術を旨とするのミ、世上の為メニ新法を弘むることなれハ、向来幾何の謝金を得ることありとも銘〻己レか利とせす、更ニ仁術を行ふの料とせん事を第一の規定とす。爾後其美事を聞て社中ニ加るものは、中耕介、山田金江、原左一郎、村井俊蔵、内藤数馬、山本河内、各務相二、佐々木文中、緒方郁蔵なり。然るに都下悪説流布して、牛痘ハ益なきのミならす却て児體に害ありといひ、之を信するもの一人も無之ニ至れり。茲ニ於て不得已頗る米銭を費し、一會毎ニ四、五人の貧児を雇ひ、且ツ四方に奔走して之を諭し、之を勧め、辛して綿々其苗を連續せること三、四年、漸くにして再ひ信用せらるゝことを得たり。其間社中各自の辛苦艱難せること敢て筆頭の盡す所ニあらす。或ハ其煩労に堪へさるを厭ひ、或ハ其自家の本業に妨ヶあるを患ひて、退社せるものハ内藤数馬已下五人なり。其社中の困苦を憐て頗る助成を致せるハ、天満與力荻野七左衛門、同父勘左衛門と尼崎町住平瀬市郎兵衛の母となり。抑々此舘を設て都下の一ヶ所に定メ、普く諸醫を茲ニ集めて之を行ハしめんとするの趣意ハ、其良術の猥りに眩鬻の徒の手に陥らんことを恐るゝと、其佳苗の連綿して絶ゆること勿らんことを希ふとニあり。洪庵幸ニ御町奉行幷與力ニ懇家多キに依て、此趣意を以て内願せること数十ヶ度ニ及ひ、又大和屋喜兵衛名前にて表向キ願立しことありといへとも、其新奇にして舊例無之を以て官許を得かたく、空敷十年の星霜を経し内、安政五年戊午春戸田伊豆守殿御町奉行の節、改て

出席醫師より願書可差出旨内沙汰有之、社中山田
金江のミ市中住居の名前あるを以て、同人を願主とし
書附差出せしに、早速御聞済ニ相成、同年四月廿四日三郷
町中へ口達御觸書出て、種痘の害なきことを懇ニ被諭、
且種痘所ハ古手町一ヶ所ニ限ることを許されたり。願書及ヒ御觸書写しハ別ニ
記録す。堺の種痘所官許ハ安政六年夏なり、江戸種痘所ハ萬延元年七月ニ許されたり。故ニ種痘の官許を得しハ大坂を始とす。然るに舊
舘手狭にて多人集合の節ハ雑沓甚キか故ニ、社中申合せ
今度尼崎丁一丁目ニ一地面を買求め、本舘を茲に移せり。町
法有之を以て高池清之介を名前人ニ頼ミ、同家手代脇屋
文介を家守とす。其買得普請等皆右主従之世話ニ依る
所にして其勤労不少、依て之を世話方ニ加ふ。扨前条ニ擧
たる退社五人之外追ゝ死亡せるものハ、原左一郎安政甲寅六月卒、
村井俊蔵同年七月卒、　日野葛民安政丙辰十月卒、　大和屋喜兵衛安政己未七月卒、
中耕介万延庚申二月卒、　五人なり。左一郎ハ生前より甥家松本俊平
を以て常ニ代勤せしめたるを以て、没後同人代て之を嗣き、葛民
ハ養子主税之を嗣き、喜兵衛ハ悴喜介喜兵衛と改ム之ニ代れり。俊蔵、
耕介両人ハ嗣子無之を以て絶す。林元恭ハ最初より補助と

して勤功久しきか故ニ、戊午之冬社中ニ列す。故ニ今存在する所ハ、社中、緒方洪庵、日野主税、山田金江、松本俊平、林元恭、補助、高安丹山戊午春補助ニ加ふ、日野鼎己未秋補助ニ加フ、青山董太郎丙辰秋ゟ筆者とし補助の列ニ加フ、　世話方、大和屋喜兵衛、高池清之介なり。各自寒暑を顧ミす、雨雪を厭ハすして身を砕き、心を労し、其究苦之時ニ当てハ自ラ米銭を費せることハ有之といへとも、更に一銭の利を私ニせしことなく、孜々汲々として勉強せること今茲に十有二年、其勤功積て今日の大成を得るに至れり。冀くハ後来之諸子　越前侯の恩徳と良策、鼎哉の厚恵とを忘るゝことなく、社中各家の苦心労思せしことを想像し、寡欲を旨として仁術の本意を失ハす、其良志を嗣き玉へと云爾。

萬延元年庚申十月尼崎丁除痘舘
創成之日緒方洪庵謹録之
（「緒方章印」印）（「公裁」印）

Ⅲ　現代語訳「除痘館記録」

【「除痘館記録」の現代語訳にあたって】

緒方洪庵が自らしたためた「除痘館記録」は、天然痘（痘瘡）予防法である牛痘種痘法のわが国での普及に先駆的役割を果たした大阪の除痘館の成立と展開についての記録である。牛痘種痘法は、イギリスのエドワード・ジェンナーの開発した牛痘苗（ワクチン）接種による予防法であるが、「除痘館記録」はそのわが国への本格的な伝来から説き起こし、大阪の除痘館が幕府の官許を得、移転・拡張して尼崎町除痘館の創成におよぶまでの種々相を描き出している。このため、わが国にそれを広く定着させるという牛痘種痘法普及史上ことのほか注視すべき史料であるとともに、天然痘の禍から人々を解放する近代化の流れに大きく寄与する役割をも明示するものとなっている。しかし、難解で複雑な内容が含まれているため、一般には必ずしも理解しやすいとはいえない史料でもあった。「除痘館記録」の現代語訳を通して、内容を広く理解していただくことを願うゆえんである。

現代語訳にあたっては、できるだけ原本の体裁を保ち、趣意を損なうことのないようにつとめたが、内容の性格上、文意を分かりやすくするため、言葉の説明を補足し、また趣意をくみ取っていただくために意訳している部分も少なくない。さらに、本文中の誤りや固有名詞などの表記もそのままにしているが、参考のため（　）内に名称や年紀などの文言を補っている場合がある。念のため、申し添えておく次第である。

（淺井允晶）

嘉永二年（一八四九）の秋、オランダ商船の外科医モンニッキ（オットー・モーニケ）が始めて天然痘を予防する牛痘苗（ワクチン）を伝え、長崎で子供の腕に接種した。これが日本における牛痘種痘法のはじまりである。

これよりさき、越前福井藩主松平慶永（よしなが）（春嶽）は、この牛痘種痘法のわが国での普及が天然痘に苦しむ人々を救い、国や社会にとって大きな意味と役割を持つと考え、海外から牛痘苗を取り寄せることを幕府に願い出た。また、それとともに、牛痘苗を中国から取り寄せることを藩医笠原良策に命じ、良策を通じて長崎の唐通事（とうつうじ）頴川（えがわ）四郎左衛門（頴川四郎八）にそれを依頼してきていた。ところがその折、幸いにもモンニッキ（モーニケ）が牛痘苗を長崎に持ち渡ってきた。このため、それに接した頴川四郎左衛門（四郎八）はその牛痘苗を自分の孫の腕に接種する機会をつくり、そこに生じた牛痘苗の痘痂（とうか）（カサブタ）を京都の医師日野鼎哉（ていさい）のもとに贈った。これが鼎哉に贈られたのは、日野鼎哉が笠原良策の医学上の師であり、また頴川四郎左衛門（四郎八）とも親しい間柄で、この牛痘苗取り寄せに関してはじめから深く関わっていたからである。

京都で牛痘苗を入手した鼎哉は、早速自らの孫や親しい家の小児たちの腕に接種して牛痘苗の保存と確保をはかり、この事態を越前福井の良策らに急ぎ報告した。これにより、良策はただちに京都に上り、京都の新町に牛痘苗を接種し、普及させる拠点を設けて、小児たちに接種・伝苗する活動をくりひろげ、一か月から二か月が経過した。

こうした状況を大阪で伝え聞いた鼎哉の弟の日野葛民（かつみん）と緒方洪庵は、この牛痘種痘法を大阪で普及させるべく相談し、まず大和屋喜兵衛に頼んで、大阪の古手町に大和屋伝兵衛の名前で一軒の家を借り受け、これを種痘所とする準備を整えた。そして、嘉永二年十月晦日（三十日）葛民・洪庵らは牛痘苗を小児の腕に種え継いで伝苗してもらうため、一人の小児をともなって京都に向かった。京都で笠原良策に分苗を乞うた葛民や洪庵らに対して良策は言う。この牛痘苗は越前福井藩主松平慶永（春嶽）の命により取り寄せた福井藩御用の痘苗であり、個人的に分け与え、分苗することはできない。しかし、痘苗は人から人へと種え継ぐことで保存・確保されるため、痘苗を絶やすという絶苗を防ぎ、その保存・確保をはかる目的で、良策の方から逆に分苗・伝苗を依頼するかたちをとれば問題はなくなるであろう、と。そこで、こうした観点に根ざした上で、十一月七日改めて良策が痘苗を腕に接種した一人の痘児を連れて大阪に赴き、痘苗分与をはかるに至ったのである。この時には京都からの良策一行に日野鼎哉が同伴した。これが大阪における牛痘種痘法のはじまりであった。

この大阪への痘苗分与に関しては、続苗・分苗により痘苗維持を依頼する良策の葛民・洪庵宛ての「一札」が存在する。

大阪での種痘所開設にあたっては、はじめの段階より日野葛民・緒方洪庵・大和屋喜兵衛の三人が次のような誓いを立てた。この種痘所の事業はひとえに人を助け、救うという医の仁術としての役割を旨とし、世の中のために新しい牛痘種痘法を広めるものである。このため、利益を求めることなく、接種に対して謝礼を得ることがあるとしても個々の利益とせず、すべてをその仁術を広める目的に活用する。これをなにより第一の規定としたのである。その後この高潔な理念に共感して馳せ参じ、除痘館社中に加わったのは、中耕介・山田金江・原左一郎・村井俊蔵・内藤数馬・山本河内・各務相二・佐々木文中・緒方郁蔵であった。

ところが、除痘館で実施する牛痘種痘法については、やがて大阪市中で悪いうわさが流れはじめた。牛痘種痘には天然痘に対する効力がないだけでなく、かえって小児の身体に害をおよぼすというものである。これにより市中では牛痘種痘の効力を信用する人が一人もいなくなるに至ったのであった。

こうした状況に直面した除痘館では社中が力を合わせ、努力を重ねた。六日ごとの接種によって人から人へと種え継ぎ、痘苗を保存・確保するために協力してくれる小児たちを集める必要から、やむを得ず生活に困っている小児たちに米や銭を与え、一回ごとに四、五人を雇い入れてその場をしのいだ。また、四方に足を運んで人々に牛痘種痘法のすぐれた効果を説き、また奨励してまわる努力を続け、かろうじて痘苗を確保、続苗させて三、四年におよんだのである。ここにおいて漸く牛痘種痘法は信用を取りもどし、その効果が世間で再び信頼されるに至ったのであった。その間の社中各自のつらい苦しみや苦労には、言葉や筆に尽くせないものがある。

そうしたなか、その心労に耐えきれず、あるいはまたそれが自らの本業である医業に差し支えるという面で思い悩み、除痘館の活動から身を引いたメンバーもいた。内藤数馬以下五人がそれにあたる。一方、このような除痘館社中の苦しい立場を気の毒に思い、手を差しのべて援助してくれたのは、天満与力の荻野七左衛門とその父勘左衛門や、尼崎町に住む平瀬市郎兵衛の母であった。

そもそも大阪に除痘館を設置し、これを一か所だけに限定して広く医家を集め、牛痘種痘の接種を実施させせようとする私たちのねらいは、すぐれた効果を持つ牛痘種痘法自体が時として金儲けの手立てとなることから、種痘で金儲けをはかろうとするやからに利用されるのを防ぐことにあり、また正確な接種・伝苗の方法で痘苗の純正な性質を維持、厳正な管理によって保全・永続させることを願うという理由からであった。そこで、幸いにして洪庵が大阪の町奉行や与力たちと親しかったことから、このような考えのもと、内々にそれを実現させるべく願い出たことは数十回におよび、また大和屋喜兵衛の名前で町奉行所に表立って願いを出したこともあった。しかし、この願いはあまりに目新しいものであり、また過去に前例がないため、町奉行所による公の許可を得ることができず、むなしく十年の歳月を過ごしてきた。

ところが、安政五年（一八五八）の春、町奉行が戸田伊豆守殿であった時、除痘館社中の医師から改めてその願書を差し出すよう指図されるに至った。これにより、社中のうち大阪市中居住を届け出ていたのが山田金江だけであった関係で、山田金江の名義で願書を差し出したところ、ただちに許可するということとなり、早速同年四月二十四日三郷町中、すなわち大阪市中の町民に対して奉行所から「口達御触書」が公布されたのである。そして、町民に牛痘種痘の有益で害のないことを説き諭し、また種痘所は古手町の除痘館一か所に限ることが許可・公認されたのであった。これは幕府によって官許されたことを意味していた。この時の「願書」と「口達御触書」の写しは別に記録されている。ちなみに堺の種痘所の官許は安政六年（一八五九）夏であり、江戸の種痘所（お玉ケ池種痘所）の官許は万延元年（一八六〇）七月であった。したがって幕府から種痘所として官許されたのは、大阪の除痘館がはじめてのことである。

しかしながら、このような情況のもと、除痘館での種痘の普及が進むにつれて古手町の施設は手狭になってきた。特に大勢が集った時には込み合い、はなはだしく混雑するようになってきた。そこで、社中が申し合わせ、このたび尼崎町一丁目に土地を買いもとめて除痘館の拠点をこの地に移転させるに至ったのである。町法に定める規則にしたがって、高池清之介に名義上の名前人を頼み、同家の手代の脇屋文介を番人の家守としたが、その土地建物の買い取りや建物の修理などについてはことごとく右の主従の世話による。この働きや功績に照らして二人を除痘館の世話方に加えることとした。

さて、その間、前に記した退社の社中五人に加えて、死亡により順次社中を離れる者も出てきた。原左一郎は安政元年甲寅（一八五四）六月没、村井俊蔵も同年七月没、日野葛民は安政三年丙辰（一八五六）十月没、大和屋喜兵衛は安政六年己未（一八五九）七月没、中耕介は万延元年庚申（一八六〇）二月没、この五人がそれに該当する。その後、左一郎の場合は生前から甥にあたる松本俊平を代理として出勤させてきていたため、没後は松本俊平が代わって社中を継ぎ、葛民の跡は養子の主税がこれを継承、喜兵衛の場合は悴の喜介が代わってこれを継いでいる。喜介は喜兵衛と改称した。俊蔵・耕介の両人においては、跡継ぎがなかったため絶えるに至った。林元恭は最初から補助として長い間勤め、役割を果たしてきたことから、安政五年戊午（一八五八）の冬、社中に昇格している。これにより現在の構成は、社中が緒方洪庵・日野主税・山田金江・松本俊平・林元恭。補助は高安丹山が安政五年戊午（一八五八）の春に補助、日野鼎が安政六年己未（一八五九）の秋に補助、青山菫太郎は安政三年丙辰（一八五六）秋より筆者として補助となり、世話方は大和屋喜兵衛・高池清之介となっている。こうした人々が各自寒暑に耐え、雨雪なども厭うことなく身をくだき、悩み悩んで心労を重ねてきた。つらい苦難にさいして自ら米銭を投入して乗り越えることはあっても、一銭の利益を私（わたくし）することなく、熱心に使命をつらぬいて十二年が経過した。その働きが積もり積もって、こんにちの除痘館の大成をみるに至ったのである。

願わくば、将来この道を継ぐ諸君が越前福井藩主松平慶永侯と笠原良策・日野鼎哉の恩恵を忘れることなく、また社中各家の苦労や心労に思いを馳せ、欲心を抑えることを旨とし、仁術の本意を失うことなく、そのすぐれた志を継ぐことを祈る次第である。

万延元年庚申十月、尼崎町除痘館

創成之日、緒方洪庵、謹んでこれをしたためる。

（「緒方章印」印）（「公裁」印）

◆除痘館・適塾の周辺地図◆

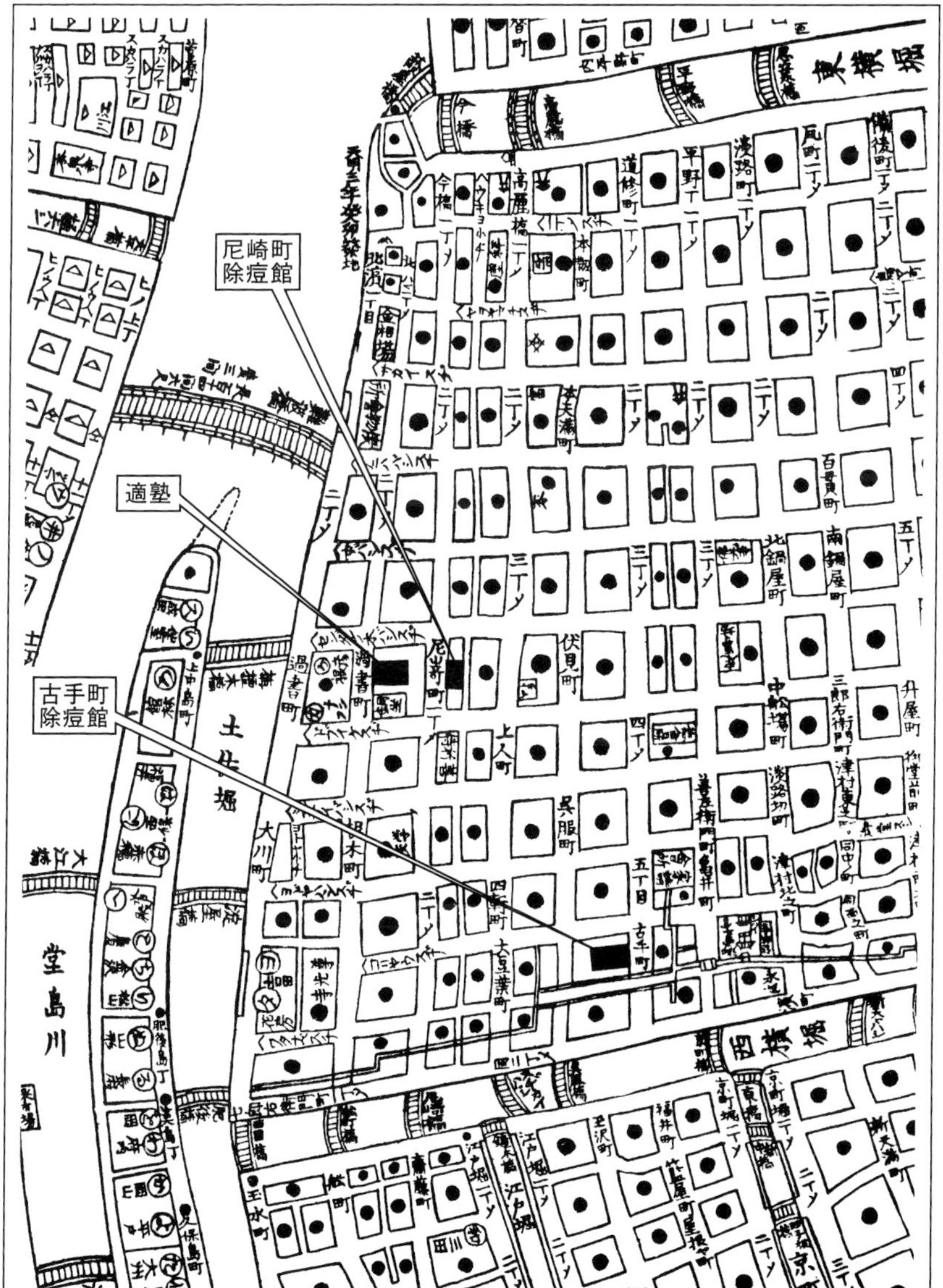

「増脩改正摂州大阪地図　全(文化３年版)」(清文堂出版複製『古板大阪地図』所収)

Ⅳ 「除痘館記録」の註と解説

一　モーニケ苗の伝来と展開

嘉永二年己酉秋、和蘭商船外科醫モンニッキ始て牛痘苗を持渡り、長崎之小児に種しを　本邦牛痘種法の根始とす。是より前　越前侯諱慶永卿此痘の国家ニ益あらんことを被思召　公邊へ御願被立、唐土より其苗を取寄すへき旨侍醫笠原良策ニ被命、良策を以て長崎唐通詞頴川四郎左衛門ニ被仰付置しに、幸ヒモンニッキ持渡りたるに依て、四郎左衛門已レか孫ニ種て其苗を京師日野鼎哉ニ贈れり。是鼎哉ハ良策の師にして、亦四郎左衛門と懇意なりしを以て、始より此事ニ関すれハなり。鼎哉自家の孫幷懇家の児に下苗し置て、急に越前ニ注進す。之ニ依て良策早速上京して、京師新町に一館を設け都下の児に試ること一、二月なり。

モンニッキ………長崎のオランダ商館医オットー・モーニケ（Otto Gottlieb Johann Mohnike, 1814-1887）のこと。モーニッケとも呼ばれる。ドイツ人。グライフスワルト大学、ボン大学医学部で学んだのち、オランダ東インド陸軍の軍医となり、一八四四年バタヴィアに赴任した。一八四八年（嘉永元）長崎のオランダ商館の医師として来日した。その時、牛痘種痘苗を持参したが、来日時には失活しており、翌年バタヴィアから痘痂（カサブタ）の状態で取り寄せた痘苗が善感、定着した。わが国の牛痘種痘法の本格的な普及はこの時にはじまる。エドワード・ジェンナー（Edward Jenner）の牛痘種痘法の開発から五十余年が経っていた。

また、モーニケはわが国にはじめてラエネック聴診器をもたらした。この時の聴診器は木製筒型で、原物が長崎大学医学資料館に保存されている。聴診器による診断は、すでに一八一六年ラエネックによってはじまっていた。オランダ商館長の江戸参府に同行した折、聴診器を携行して江戸の医者に紹介している。オランダ通詞品川藤兵衛がこの模造品を作り、江戸でこれを入手した杉田成卿（せいけい）は『聴診器洋方略説』を著わしている。

牛痘苗………牛痘種痘で種え継ぎに用いる牛痘苗（ワクチン）のこと。この場合は、嘉永二年（一八四九）にモーニケの取り寄せた牛痘苗が善感し、わが国で本格的な普及がはじまる端緒となった牛痘苗を指す。ここで「牛痘苗」とわざわざ明確にことわるのは注目すべき点である。その言葉を用いた理由は、牛痘種痘法で当時すでに人痘苗がこれとは別に使用されていたからである。この場合は、痘苗を得る基原動物が牛ではなく、罹患した人から得たもので、天然痘（痘瘡）予防には大きな効果をあげていた。しかし、時に人痘種痘から新たに患者を発生させたり、時には感染や流行を招くことから、より確実で安全な方策が求められ、牛痘苗の確保による牛痘種痘法の採用で、そうした不安は完全に消滅した。なお、一七九六年のジェンナーの牛痘苗接種成功以来、世界各地に牛痘種痘が広がり、それは世界的な接種法となった。わが国にも長崎のオランダ商館を通じてもたらされ、シーボルトによる痘苗の導入なども知られるが、いずれも失活し、国内で接種が成功した例はなかった。

一方、ロシアに抑留されていた中川五郎治が文化九年（一八一二）の帰国時に牛痘苗を持参し、それを元に接種し、成功したとも伝えるが、接種成功は文政七年（一八二四）帰国から十二年も後のことで、痘苗の保存のことを考慮すると、その間の保存、種え継ぎなどの記録や資料が不明なことから、当否の判断は難しい。

牛痘種法……種痘とはワクチンを接種して人工的に体内に抗体を作り、痘瘡に対する抵抗力をつけることが目的である。毒性を減滅して得たワクチンを未感染の人々に接種、弱く感染させて免疫力をつけることである。当初は、天然痘（痘瘡）の特徴である痂（かさぶた）を罹患者から得て、吸入や接触などで感染させていた。いわゆる人痘種痘である。しかし、人痘種痘は技術的な困難さもあって、時に絶滅を目的とするはずの痘から感染や流行を招くことが散見された。一方、牛や豚も人の痘瘡に似た症状を示すことから、その漿液（しょうえき）を得て人に接種したところ、飛躍的に安全性の高いことが分かった。それを知ったジェンナーは、その手法を確立しただけでなく、牛痘苗の確かな生産法をも教示したことで、種痘は一気に牛痘種痘法が主流となった。時に一七九六年のことで、イギリスのジェンナーが牛痘種痘の接種に成功したことにはじまる。

越前侯（諱慶永 卿）……幕末の越前福井藩主、松平慶永（よしなが）（一八二九〜九〇）のこと。号は春嶽、礫川。江戸の田安家に生まれ、福井藩主松平家の養嗣子となる。幕末の蘭癖（らんぺき）大名の一人として知られ、藩の刷新を行うと同時に西洋砲術を採用、洋学者を藩に招いて洋学の摂取を進めるだけでなく、洋式の大砲を鋳造するなどの実践を果たした。特に牛痘種痘に関心を持ち、ジェンナーの牛痘接種以来五十年を経ても牛痘苗が招来しないことから、中国（清）からの牛痘苗導入を促進した。藩主から老中阿部正弘に願いは出され、幕府は長崎奉行に下命するに至っている。その直後、嘉永二年（一八四九）モーニケの取り寄せた牛痘苗が長崎に到着、定着した。経路は違えど大きな目的が達成されたのであった。痘苗波及の様相は「除痘館記録」にも触れられているが、越前では翌嘉永三年に種痘所を開設している。

なお、松平慶永（春嶽）は、幕府の将軍継嗣問題で一橋（徳川）慶喜を推した関係で安政五年（一八五八）大老井伊直弼に隠居謹慎を命じられたが、四年後に復任、文久二年（一八六二）に政事総裁職、さらに大政奉還・王政復古でも活躍した。明治新政府にあっても要職につき、維新後の日本の進むべき路線を明確に敷いたが、明治三年（一八七〇）には公務を辞し、文筆活動によってさまざまな意見を具申している。

公邊……公儀や表向きなど、公的な組織全体を指す用語である。公儀といえば、第一に朝廷やその関係機関のことであったが、のちには幕府関係の機関をも含むようになった。武人を中心とする機関のことは武辺と表現されるが、そこには朝廷関係は含まない。武辺には幕府本体以外の地方出先機関、さらには各藩庁など、およそ武人の関与する機関、組織を含めて使用されるのが普通である。「除痘館記録」に記された「公辺」とは、江戸幕府の中枢および関係諸機関を一括して指す。牛痘苗の導入にさいして、越前福井藩主松平慶永の名で幕府に願い出た史実からもうかがい知れる。

唐土……唐土とは当時の中国（清）のことである。一八〇〇年代半ばまで、わが国が開港し、交流していたのは中国とオランダ二国であった。牛痘苗に限らず薬物や医学関係書をはじめとする渡来物の導入には、二国のどちらかを通じなければならなかった。松平慶永（春嶽）の牛痘苗導入計画では、長崎の唐通事（中国人との仲介役。言葉の通訳だけでなく、長崎在住の中国人の交易、生活などあらゆる面で世話をする人）を通じて、中国からその導入をはかったようで、その時にオランダ商館に依頼した痕跡はない。近年、江戸時代の中国との文物交流という視点が再認識されてきている。

侍医……高位の人の主治医をいう。古代の律令制度の施行以来、侍医は朝廷内にあって、古くは典薬寮などの宮廷に属する医人であった。しかし、江戸幕府になって、江戸城中の医師制度は朝廷の医制にならい、城詰医のなかでも将軍や高位の人々に接する医人を侍医と呼ぶようになった。やがて各藩の藩主の脈を取る医人たちも侍医と呼ばれるようになるが、正式の呼称ではない。「除痘館記録」にみるこの場合の「侍医笠原良策」という表現も、越前福井藩主の側にあって拝診する侍医の意味で用いられるものである。

なお、正確にいえば、笠原良策が藩医に登用されたのは嘉永五年（一八五二）である。このため、良策は牛痘苗導入の嘉永二年段階ではまだ町医であり、藩医の身分にはなっていない。したがって、この表記は、緒方洪庵が「除痘館記録」を執筆した万延元年（一八六〇）での身分にしたがったものであろう。

笠原良策……笠原良策（一八〇九～八〇）は越前福井の種痘医。号は白翁。当初、福井藩医学所の済世館で学び、次いで江戸で磯野公道に師事、帰国後福井で医業を開いたが、蘭方の存在を知り、京都の日野鼎哉(さい)の門に入った。その後、国内で校刊された邱浩川の『引痘略(いんとうりゃく)』に接して牛痘種痘法の理解を進め、中国からの牛痘苗導入をはかるべく藩への建言を重ねた。藩主松平慶永(春嶽)は嘉永元年(一八四八)にこの建言を採用、幕府に請願した結果、老中阿部正弘が長崎奉行にその推進を命ずるに至り、また同時に、良策らもその実現に向けて活動を進めた。しかし、その計画が進む一方、佐賀藩主鍋島直正の指示で藩医楢林(ならばやし)宗建らが進めていた牛痘苗導入策が、その実現にこぎつけた。オランダ商館医モーニケの取り寄せた牛痘苗の長崎での定着である。嘉永二年夏のことであった。これよりさき、越前福井の良策らの計画に同調していた京都の日野鼎哉は、旧知の長崎の唐通事頴川(えがわ)四郎八(四郎左衛門)に牛痘苗の確保を依頼していた。これにより、モーニケの取り寄せた痘苗分与にあずかった頴川四郎八は京都の日野鼎哉にそれを送り、鼎哉のもとでそれが定着した。牛痘苗が京都に届いたのは九月十九日のことである。こうして京都での牛痘種痘活動は開化するが、その拠点となったのは、十月初めに京都に入った良策とともに鼎哉が設けた除痘館であった。牛痘苗は越前福井藩公用のものとして丁寧に取り扱かわれたが、この京都の除痘館から大阪の緒方洪庵・日野葛民(かつみん)らに分苗、次いで良策の手でそれが越前福井の地にもたらされるに至っている。ちなみに、大阪への伝苗は十一月七日、良策が越前福井の地に到着したのは十一月二十五日のことであった。国元へは一刻も早くと思う良策の心とは別に、接種や種え継ぎなどに多くの時間を要したのであろう。「除痘館記録」には、大阪の洪庵らへの痘苗分与にさいしても、それが越前福井藩公用の牛痘苗という性格を持つだけに、複雑なやりとりが記されており、そのあたりの一端をうかがい知ることができる。なお、良策がもたらした牛痘苗は、福井に到着後ただちに除痘館開設を促し、福井藩だけでなく武生・鯖江・敦賀・大野、さらには金沢・富山にも分苗された。また、江戸に届いた痘苗は松代の佐久間象山に届けられたと記録されている。

長崎唐通詞……長崎で外国語の通訳を業とする日本の人々には二様がある。中国（清）人との通訳は長崎唐通事（とうつうじ）と呼ばれ、オランダ語の通訳は和蘭（オランダ）通詞と呼ばれていた。その違いは通事は通訳業務だけでなく交易、治安、警務、宗旨、生活相談など、中国人との幅広い交渉管理を一任されていた。それに対し、和蘭通詞はまさに通訳業務を専門として、その他の業務は街の乙名（おとな）と呼ばれる人々によって管理されていた。

「除痘館記録」にみる頴川は「唐通事」であって、「唐通詞」とするのは洪庵の誤記であろう。なお、唐通事は長崎以外にも鹿児島藩・琉球などにも配置されていたことから、洪庵は間違いのないようにわざわざ長崎の語を配したのであろう。

頴川四郎左衛門……唐通事の頴川四郎八のことである。頴川家は長崎の唐通事の一家で、出自は中国（清）であった。古書にみえる通事の陳氏にあたると思われる。長崎の通事のことはオランダ通詞ほどには分かっていない。長崎での中国やオランダとの通商は規模、輸出入物、船舶の来航頻度など、さまざまなことで大きく異なっていて、唐通事の活動範囲もオランダ通詞のおよぶところではなかった。そのため、長崎に遊学した医人にとって帰郷後も通事の人々と親交を保つことは、学術情報などを入手する情報源として重要な意味を持っていた。その意味で、オランダ商館に届いた牛痘苗が、頴川四郎八（四郎左衛門）から日野鼎哉に届けられたことは、当時の長崎唐通事の役割の大きさを知るに十分であろう。

なお、当時の長崎には頴川四郎左衛門という唐通事は存在せず、頴川四郎八が正しい。頴川四郎八（一七九四～五八）は名を雅之、春池を号した。文政七年（一八二四）小通事助となり、小通事・大通事助・大通事を経て弘化四年（一八四七）、諸立合大通事兼目付役となっている。

京師……京都のこと。京は「大」の意で、師は「衆」をあらわす。大衆の居住する町という意味、転じて「みやこ」あるいは「帝都」のこと。後段で「京師新町」の住居表示を用いていることからも、その意味で使っていることがうかがえる。ただ、この場合、この言葉を鼎哉の名の頭に配していることから、医人の学統上、京都の師（先生）と解することも可能であろう。鼎哉は洪庵と京へ同道した日野葛民の兄にあたり、笠原良策（白翁）には師にあたる。「京師日野鼎哉」の言葉に続けて「是鼎哉ハ良策の師にして」とわざわざ記しているのも、それに関わることかも知れない。あるいは洪庵がその意味を重ねあわせた可能性もあろう。

日野鼎哉……日野鼎哉（一七九七～五〇）は京都種痘の創始者として知られる存在である。豊後国速見郡内徳野村（現、大分県由布市湯布院町）の生まれ、暁碧・蔭香を号した。当初帆足万里に学び、のち長崎でシーボルトに師事した。天保四年（一八三三）京都に出て外科を開業し、名声を得たという。牛痘種痘のことはシーボルトに学び、その実際を見聞していたという。越前福井藩の牛痘苗導入計画に同調し、笠原良策らに協力して嘉永二年（一八四九）九月十九日、長崎の唐通事頴川四郎八から牛痘苗を入手、自ら接種を行い成功するとともに、除痘館を設けてその普及活動を促進した。ただ、最初の除痘館は二か月ほどで閉鎖し、その後もいくどか流転を続けている。緒方洪庵らの願いで京都から大阪へ牛痘苗を分与するにあたり、その実現に協力したことは有名である。『白神除痘辨（はくしんじょとうべん）』（嘉永二年刊）を著わすなど、種痘への思い入れは大きい。

なお、日野鼎哉の墓所は京都の東大谷鳥辺山にあるが、墓石台が伝わるのみで墓碑自体がなかったため、明治三十一年（一八九八）に「京都種痘創始五十年紀念碑」を作成し、鳥辺山の墓石台上に設置した。その後、種痘創始百年紀念にさいして、京都府医師会が新たに墓碑を作り、五十年紀念碑に代えて墓石台上に設置した。現在、鼎哉の墓碑として知られるのがこれにあたる（一二六頁の図18参照）。墓碑の完成後、「京都種痘創始五十年紀念碑」は鳥辺山から京都府医師会館のかたわらに移り、医師会館の移転に常に帯同している。

越前……越前福井の地を指すが、この場合は越前福井の笠原良策を意味する。越前福井の町医であった良策は、中国からの牛痘苗の導入を藩に建言、藩主松平慶永（春嶽）の理解によりその計画を進めていた。良策の師である日野鼎哉はこの計画に協力し、旧知の長崎唐通事、頴川四郎八に牛痘苗の入手を依頼していた。ここでは、四郎八の確保した牛痘苗を京都で受け取って善感させた鼎哉が、その事態を越前福井の良策に急報することを指す。越前福井の地は、当時松平慶永を藩主とする土地柄。関ヶ原の戦いの後、徳川家康の子の結城（松平）秀康が入封し、以後松平氏の支配が続いていた。当時の藩主松平慶永は、経済政策を推し進めて藩の財政を立てなおす一方、洋式の兵制の整備など積極的な改革を行った。このため、医学の分野においても、藩内からは多くの俊秀、医人が出た。緒方洪庵の主宰した適塾の門下生は二十五名を数える。橋本左内をはじめ藩医の宮永家兄弟・藤野升八郎、さらには当地の種痘で活躍した林雲渓・土田玄意、良策の弟笠原健蔵らがいる。

京師新町……オランダ商館医モーニケの取り寄せた牛痘苗が長崎で善感し、その分苗で得た痘苗を頴川四郎八経由で入手した日野鼎哉は、越前福井から来訪した笠原良策とともに、牛痘種痘普及の拠点である除痘館を京都に開設した。この「一舘」が設けられたのは嘉永二年（一八四九）十月十六日であった。そして、それが設けられた場所が「京師新町」である。正確にいえば京都の「新町通三条下ル頭町」であった。しかし、詳細については明らかでない。

都下……みやこの内側を意味する言葉である。いわゆる人々の集う京都市中のこと。

一、二月……この「一、二月」は「十二月」という意味ではなく、「一、二か月」の意である。日野鼎哉や笠原良策の尽力で開設された京都の除痘館は、嘉永二年（一八四九）十月十六日に活動を開始した。しかし、その活動は続かず、この年の終りごろには閉館に追い込まれていた。ここにいう「一、二月」は、この間の「一、二か月」を指している。

なお、笠原良策が福井から京都に入り、日野鼎哉のもとを訪れたのは十月初めであったが、京都から牛痘苗を福井へ持ち帰ったのが十一月十九日、福井到着は二十五日である。一刻も早く福井へ届けたいという良策の思いからすれば、この間の京都滞在は長きにすぎる。これは良策が牛痘種痘の技法を徹底して習得し、牛痘苗の種え継ぎシステムを含めて学修、実践するのに要する時間であって、除痘館の事業もまた、実践の場として活用したようにも思われる。その指導には京都に牛痘苗が到着した時、接種や種え継ぎに成功していた師の日野鼎哉らがあたったのであろうが、それは良策にとって、牛痘種痘全般の技術や研修のために必要な時間であったといえるかも知れない。良策が京都を去ったのち、しばらくして京都の除痘館の活動が終息したのも、あるいはこれに関わることかも知れない。

（米田該典）

二　大阪の除痘館の成立

是に於て日野葛民、緒方洪庵両人申合せ、先ッ大和屋喜兵衛を頼ミ、古手町ニ於て大和屋傳兵衛名前にて貸家借り受、之を種痘所と定メ置き、同年十月晦日一小児を携へ上京して良策ニ分苗を乞ひしに、御用の痘苗私ニ分與し難き義なれとも、續苗御用意の為メに頼ミ置とせハ両全なりとて、十一月七日改て一痘児を携へ、鼎哉同伴にて下坂し之を分與せり。是大坂牛痘種法の最初なり。良策ゟ葛民、洪庵へ續苗を頼ムの一札あり。最初より葛民、洪庵、喜兵衛三人誓を立て、是唯仁術を旨とするのミ、世上の為メニ新法を弘むることなれハ、向来幾何の謝金を得ることありとも銘々己レか利とせす、更ニ仁術を行ふの料とせん事を第一の規定とす。爾後其美事を聞て社中ニ加るものは、中耕介、山田金江、原左一郎、村井俊蔵、内藤数馬、山本河内、各務相二、佐々木文中、緒方郁蔵なり。

日野葛民……豊後国速見郡内徳野村（現、大分県由布市湯布院町）に生まれる。通称は葛民、晩紅と号した。京都で医業を開き、京都での牛痘種痘の創始者で知られる日野鼎哉（蔭香・暁碧）の弟にあたる。日田の広瀬淡窓の咸宜園（かんぎえん）で学び、また兄鼎哉同様長崎でシーボルトに師事、蘭方医学を身につけたという。のち大阪で医業を開いた。天保十一年（一八四〇）二月には原左一郎（老柳）がそれまで居住していた道修町五丁目の旧宅に移っている。

一方、京都で医業を開き、天然痘を予防する牛痘種痘法に関心を寄せていた兄の鼎哉は、やがて越前福井藩の笠原良策とともに牛痘苗（ワクチン）の導入に意を注ぎ、長崎のオランダ商館医モーニケがバタヴィアから取り寄せた牛痘苗を長崎の唐通事頴川四郎八の仲介で取り寄せ、良策らとともに嘉永二年（一八四九）十月、京都に除痘館を開設した。これを聞きおよんだ大阪の葛民は、緒方洪庵や大和屋喜兵衛と相談して大阪の古手町（ふるてまち）（現、大阪市中央区道修町四丁目）に牛痘種痘を広めるための拠点の開設を企て、洪庵らとともにその実現に尽力した。嘉永二年十一月七日、京都から笠原良策・日野鼎哉らが大阪の古手町に出向き、葛民・洪庵らに対する牛痘苗分与の分苗式を挙行、大阪の除痘館が誕生したのがこれである。葛民・洪庵らの熱意のたまものであった。

その後葛民は、除痘館の中核を担う社中の一人として、大阪だけでなく西日本を中心とする各地に広く牛痘種痘法を普及させる役割を果たした。こうした活動により大阪の除痘館は、安政五年（一八五八）幕府から「官許」を得、牛痘種痘普及上での幕府公認第一号の存在となったが、葛民はそれに先立つ安政三年（一八五六）に没している。

なお、大阪三郷町中（市中）で流布した「医師番付」によれば、葛民は弘化二年（一八四五）版（「当時流行町請医師名集大鑑」）で東前頭八枚目となっていたが、嘉永二年（一八四九）版（「浪花当時流行町請医師名輯」）では西の小結、同四年（一八五一）版（「浪花当時発行町請名医大集」）では西の関脇にまで上がっている。嘉永四年の関脇への昇格は、あるいはその除痘館活動と関わることかも知れない。ちなみに、葛民没後は養子の主税（ちから）が除痘館社中としてその役割を継承し、除痘館活動に力を注いでいる。

緒方洪庵……文化七年（一八一〇）備中国足守に生まれる。名は惟彰・章、字は公裁。洪庵あるいは適々斎・

華陰などと号した。一時、騂之助・三平と称している。備中足守藩士、佐伯惟因の第三子。文政八年（一八二五）十六歳で元服、田上騂之助惟彰を名乗った。同年、父惟因が藩の大阪の蔵屋敷留守居役となった関係で、洪庵も父に従って翌年上阪し、蘭学者中天游の門で西洋医学や蘭学を学んだ。この年、緒方三平と改名している。のち江戸に出て天保二年（一八三〇）蘭方医坪井信道に師事、また宇田川榛斎の門でも学習を深化させた。天保六年（一八三五）帰郷、次いで大阪の旧師天游の塾で蘭書を講じたが、翌年長崎に赴き蘭学修業を重ねた。名を緒方洪庵と改めたのは、この時のことである。長崎での修業後、一度帰郷した洪庵は、天保九年（一八三八）大阪の瓦町で開業、それとともに蘭学塾の適塾（適々斎塾）を開いた。摂津国名塩の医家億川百記の娘、八重と結婚したのもこの年のことであった。適塾は弘化二年（一八四五）に過書町（現、大阪市中央区北浜三丁目）に移転したが、この遺構が現在、史跡・重要文化財指定で知られる適塾にほかならない。

なお、大阪三郷町中（市中）で流布した「医師番付」についていえば、洪庵は弘化二年（一八四五）版（「当時流行町請医師名集大鑑」）で関脇、同四年（一八四七）版（「当時流行町請医師名集大鑑」）以降、最高位の大関にまで上がっている。大阪での洪庵に対する評価の反映でもあろう。

適塾からは福沢諭吉や大村益次郎（村田蔵六）・佐野常民・橋本左内・大島圭介・花房義質・高松凌雲・箕作秋坪・杉亨二ら、近代日本の形成に寄与した人材が輩出した。そして、その間、蘭学や西洋医学に根ざした研究を推進した洪庵は、病理学書『病学通論』（三巻／嘉永二年刊）や、ドイツのフーフェランドの内科書のオランダ語訳を重訳した『扶氏経験遺訓』（三十巻／安政四年～文久元年刊）、また安政五年（一八五八）のコレラの大流行にさいして、蘭書に記される療法を急ぎ紹介した『虎狼痢治準』などを精力的に刊行した。これらはいずれも洪庵の主著というべきものである。

一方、それとともに洪庵は、イギリスのエドワード・ジェンナー開発による牛痘種痘法の移入と普及に力を注いだ。嘉永二年（一八四九）に牛痘苗（ワクチン）を入手した洪庵が、日野葛民ら同志とともに大阪の古手町（現、大阪市中央区道修町四丁目）に除痘館を開設、その積極的な除痘館活動を通して西日本を中心とする各地に牛痘種痘を普及させ、人々を天然痘（痘瘡）から救済する役割を果たしたことは、注目に値する。この大阪の除痘館は安政五年（一八五八）幕府による官許を得、万延元年（一八六〇）に尼崎町一丁目（現、大阪市中央区今橋三丁目）に移転、慶応三年（一八六七）には幕府の公館（種痘公館・公儀御場所）となっている。

文久二年（一八六二）洪庵は江戸に召致されて奥医師に任ぜられ、次いで、初代頭取大槻俊斎の跡を受けて西洋医学所二代目の頭取となった。また同年には法眼にも叙せられたが、翌文久三年（一八六三）六月十日喀血により急死、江戸駒込の高林寺に葬られた。遺髪は大阪天満の龍海寺に納められている（一一七頁のコラム①参照）。

大和屋喜兵衛……大阪の除痘館開設以来、緒方洪庵や日野葛民と力を合わせ、世話方として館内取り締まりなどその運営に尽力した大阪商人で、道修町四丁目で薬種を商う有力商人の一人。大阪の西洋薬種商の鼻祖といわれ、中国船やオランダ船が長崎にもたらす唐薬種や蘭薬種だけでなく、唐物も広く取り扱かったと考えられる。元卸問屋の本店と呼ばれる道修町「薬種中買仲間」にその名はないが、大阪三郷（市中）の医家や薬種屋に薬種を供給する脇店と呼ばれる薬種商であったという。安政六年（一八五九）七月没。喜兵衛の死後、嗣子喜介がこれを継ぎ、二代目大和屋喜兵衛として除痘館の運営に参加した。

大和屋傳兵衛……除痘館の世話方をつとめた大和屋喜兵衛の別家で、喜兵衛同様薬種を商っていたと伝える。嘉永二年（一八四九）十一月七日に発足した大阪古手町の除痘館の施設は、竹谷屋利兵衛支配の借家で、これを隠居所として借り受けた名義人が伝兵衛であった。この隠居所が除痘館の施設に提供されたが、その点では、伝兵衛もまた大和屋喜兵衛一族の一人として除痘館の開設に協力した人物であった。ただ、喜兵衛同様その実態については明らかでない。

分苗……痘苗分与のこと。この場合は、牛痘苗（ワクチン）を接種した小児の腕から新たに牛痘接種を受ける小児の腕に痘苗を種え継ぎ、人から人への「たねつぎ」という方法で牛痘苗を分け与え、伝苗することを指す。

京都で日野鼎哉や笠原良策らが牛痘苗を入手し、除痘館を開いたという情報を得た日野葛民・緒方洪庵らは、種痘所施設を準備したうえで、嘉永二年十一月一日小児の腕に痘苗を種え継いでもらい、分与してもらうべく、一人の小児をともなって大阪から京都に向い、笠原良策に対して「分苗」を願い出た。この場合の「分苗」がこれにあたる。

御用の痘苗……この場合は、越前福井藩主松平慶永（春嶽）の命により取り寄せた福井藩公用の牛痘苗という意味。

私ニ……公・私の区別でいう私的な部分を指す。この場合は、笠原良策個人の判断で分苗することはできない、という私的な側面を意味する。

續苗御用意……牛痘苗の分苗・伝苗用として、続苗させるために牛痘苗を確保し、保管・準備すること。この場合は、牛痘苗が人から人へと種え継ぐことで保存・確保されるため、牛痘苗を絶やすという絶苗を防ぎ、その保存・確保をはかるために、一地域に牛痘苗を分苗・普及させるかたちで牛痘苗の保存・確保を企てることをいう。ここでいう一地域が大阪を指すことはいうまでもない。

両全……両方、双方ともに万全という意味。笠原良策側も大阪の緒方洪庵・日野葛民側も、双方ともに有益であることを指す。

痘児……この場合は、牛痘接種を受ける小児に牛痘苗を種え継ぐため、腕に牛痘苗（ワクチン）を接種した状態で待機する児童のことをいう。

下坂……大阪へ赴くことをいう。大阪で牛痘苗を分与するため、笠原良策が日野鼎斎とともに一痘児を連れて京都から大阪に向うことを指す。

續苗を頼ムの一札……京都で日野鼎哉や笠原良策らが牛痘苗を入手し、除痘館を開いたという情報を得た日野葛民・緒方洪庵らは、大阪の古手町に種痘所施設を事前に設けた。そのうえで、小児の腕に牛痘苗（ワクチン）を接種、分苗・分付けしてもらうべく、嘉永二年（一八四九）十一月一日一人の小児をともなって大阪から京都に向い、笠原良策に対して牛痘苗の分苗・分付けを願い出た。しかし、当時京都で用いられていた牛痘苗は、越前福井藩主松平慶永（春嶽）の命により取り寄せた福井藩公用の痘苗と理解されていたところから、笠原良策個人の判断で勝手に分苗・分付けすることは不可能とされ、一度は断られるに至った。ところが、合議の結果、牛痘苗の絶苗を防ぎ、その保存・確保をはかるため、笠原良策側から逆に種え継ぎ依頼、続苗依頼をするかたちをとれば問題は解消し、分苗・分付けは可能という結論が出た。こうした観点から、嘉永二年十一月七日、笠原良策・日野鼎哉が痘児をともなって大阪を訪れ、古手町の種痘所で分苗・分付けの儀式が執り行われた。この折、その分苗・分付けの名目や正当性を明示するため、笠原良策が日野葛民と緒方洪庵両名に宛ててしたためたのが「續苗を頼ムの一札」である。この一札には「嘉永二年己酉十一月七日」の日付けとともに、「此度依　主命　国許江持越候牛痘、為蕃殖貴殿方江令分付候、為国家御勉強所希候、以上」（『緒方洪庵没後一五〇周年記念　大阪の除痘館〈改訂・増補、第二版〉』一八頁）の文言がみえる。

仁術………「仁」は儒教・儒学の道徳でいう人を「いつくしむ心」。この「仁」の道を行い、仁徳をほどこす術（すべ）を「仁術」とする。人をいつくしみ、救済する仁徳をほどこす「医術」がそれに通じるところから、「医は仁術」の言は名高い。

世上………世の中のこと。世間、社会を指す。

向来………後来のこと。この後、今後あるいは将来という意味。

謝金………謝礼のための金銭のこと。この場合は、牛痘種痘接種時の謝礼金を意味する。

利………利益・収入のこと。牛痘種痘接種による謝金で得た利益のこと。

仁術を行ふの料………人をいつくしみ、仁徳をほどこす道を行うために用いる原資のこと。人々を天然痘（痘瘡）の災厄から救う牛痘種痘接種が医術＝仁術にあたるところから、これを行い進める原資とすることを指す。

美事………見事と同じ。立派なことやその行い。人々を天然痘（痘瘡）の災厄から救う除痘館の牛痘種痘普及事業そのものを指す。

社中………結社の仲間や同志を指す。この場合は、志を同じくする除痘館の同志のこと。大阪の除痘館の組織は社中・補助・世話方などに分かれていた。

中耕介……緒方洪庵の蘭学の師、大阪の中天游の嫡子で、幼名は勤、のち耕介を称し、春塘を号した医家。中天游は名を環、字は環中、思々斎・天游を号したが、天保六年（一八三五）三月に没した。しかし、その段階で嫡子耕介がまだ修業中であったため、天游の従弟で銅版画家でもあった中伊三郎が二代目環を名乗り、中家の医業を代行した。伊三郎は名を端、凹凸堂・芝蘭亭を号した銅版画家で一名中屋伊三郎、玉樹の医号を持つ医家としても知られる存在である。伊三郎が二代目環を名乗って中家の医業を継ぐ間、耕介は緒方洪庵に随行して長崎に遊学、その後も長州萩の青木周弼（しゅうすけ）の門で蘭学を学び、天保十四年（一八四三）大阪に戻った。耕介は帰阪後医業を開いたが、二代目環を名乗った伊三郎（玉樹）もまた医業を継続させていたため、嘉永元年（一八四八）五月改正の医師番付「当時流行町請医師名集大鑑」では、東の頭取に中環（籠屋丁西）、東の座配に中耕介（カゴヤ町）が並存するかたちとなっている。ただ、中耕介は、嘉永二年（一八四九）十一月七日開設の大阪の除痘館に、まもなく同志として参集した。「中耕介、山田金江、原左一郎、村井俊蔵、内藤数馬、山本河内、各務相二、佐々木文中、緒方郁蔵」と緒方洪庵が「除痘館記録」に明記しているように、彼はその後除痘館社中として活動するとともに、除痘館から分苗を受け、大阪の難波村でも牛痘接種をあわせ実施したことが知られている。「嘉永二年己酉十一月」付けで大阪の除痘館が発行した「除痘館　種痘引札（分苗所一覧記載）」（前掲『大阪の除痘館』三三頁所収）は現在三種類伝わっているが、その「出張医師」の項目には、いずれも「中　環」の名が記されている。したがって、この「中　環」が中耕介にあたることはいうまでもない。

なお、耕介が没したのは万延元年（一八六〇）二月五日、伊三郎もあとを追うように同年五月三日に他界している。いずれも中天游の眠る大阪天満の龍海寺に葬られた。

山田金江………緒方洪庵らによる大阪の除痘館開設後まもなく同志として参加した有力な社中の一人。弘化二年（一八四五）の『浪華医家名鑑』には「内科・外科　堂島中町　山田金江」と記されている。安政五年（一八五八）町奉行戸田伊豆守から大阪の除痘館が官許を得るための願書の提出を指示され、幕府から公認された時、除痘館側の願書提出の名義がこの山田金江となっていたのはよく知られるところである。また、除痘館発足三か月後の嘉永三年（一八五〇）二月、松本元泰とともに因幡・伯耆に足を運び、除痘館の出張分苗というかたちで牛痘種痘法の伝播をはかっている。ちなみに、これについては前掲『大阪の除痘館』三七頁所収の「除痘館　種痘引札（分苗所一覧記載）」に「因伯両国　山田金江・松本元泰」の記事がみえ、また同書には、因伯出張にさいしての除痘館の山田金江宛ての「分苗免状」も収録されている（一三五頁の図22参照）。

原左一郎………幕末の大阪医学界の長老的存在。本姓は戸田氏。幼名金平、のち強・健を称した。字は天行、通称は左一郎、老柳を号した。天明三年（一七八三）西宮に生まれる。父は医家の戸田逸斎（良信・宗哲）であったが、幼時に他界し、播磨国加東郡木梨村（現、兵庫県加東郡社町木梨）の村上元齢に医術を学んで帰郷、開業した。また江戸・長崎などを遍歴して医学を修め、改めて伊丹で医業を開くに至った。しかし、生来豪放で放蕩三昧の行いが母の怒りに触れ、戸田姓を名乗ることさえ許されなかったという。先祖の原姓を名乗ったゆえんである。

文政八年（一八二五）新宮凉庭の勧めにより大阪の道修町で開業した。天保十一年（一八四〇）この家を日野葛民に譲り、大豆葉町に移り住んだが、この時、日野葛民が催した新居の披露に原左一郎はもとより緒方洪庵・山本河内・広瀬旭荘らが招かれて集ったというエピソードは有名である。

一方、左一郎（老柳／一六二頁の図35参照）は、緒方洪庵らが嘉永二年（一八四九）十一月七日に大阪の除痘館を開設し、牛痘種痘普及に力を注いだ時、まもなく同志として社中に加わった有力なメンバーの一人で、洪庵とは公私ともに親交を重ねていた。嘉永五年（一八五二）左一郎の古稀を祝して、洪庵が「稀れなりと　世にはあふげど七十路は　君が千とせの　山口にして」の和歌を贈っていることからもそれはうかがえる。ただ、除痘館社中としての活動に関しては、村上元齢のもとで同門であった松本節斎の長男で、左一郎の娘婿にもなった松本俊平が除痘館の一員に加わった段階で、左一郎は俊平を自らの代理として活動させており、没後は俊平が社中を継ぐに至っている。ちなみに、明治四十二年（一九〇九）から翌年にかけて『刀圭新報』に「大阪市種痘歴史」を連載して除痘館に関わる貴重な資料を編纂・収録し、大阪の除痘館研究に大きく寄与した松本端は、松本俊平の長男にあたる。

なお、原左一郎には「老柳園方則」「自家経験癰譜」、あるいは「老柳原先生医談並治験」（井村敦述）などの著述があったことが知られるが、これらはいずれも刊行されていない。

原左一郎は安政元年（一八五四）六月一日病没した。墓は西宮の茂松寺に建てられたが、のち満池谷墓地に移されている。現在、松本家の菩提寺である大阪の生玉齢延寺には観音像に擬した老柳の石造が建てられている。これは外孫の松本端が七回忌にあたる万延元年（一八六〇）供養のため建立したものである。元来は堺筋高麗橋の東南の角あたりに建てられていたが、のち齢延寺に移されたという。

村井俊蔵……弘化二年（一八四五）刊行の『浪華医家名鑑』に「本道・外科　備後町四丁目　村井俊蔵」と記載されている医家である。嘉永二年（一八四九）十一月の大阪の除痘館発足後まもなく、同志として中耕介・山田金江・原左一郎・緒方郁蔵らとともに除痘館活動に参加した社中の一人。「大阪市種痘歴史」所収の「除痘館分苗所一覧」に、発足翌月の嘉永二年十二月付けで増田周伯・朝倉心斎とともに分苗されている「和州笠形村　村井宗健」は村井俊蔵の縁戚にあたるため、その分苗は俊蔵の積極的な斡旋によるのであろう。また、除痘館開設当初の「除痘館　種痘引札（分苗所一覧記載）」（前掲『大阪の除痘館』三五・三七頁所収）には「勢州　亀山・松阪　大阪・村井俊蔵」とあり、前記「大阪市種痘歴史」所収の「除痘館分苗所一覧」にも、それに関連して「嘉永三年正月　伊勢　村井俊蔵」とみえる。これらは嘉永三年（一八五〇）正月から俊蔵が伊勢地域へ足を運び、亀山や松阪に出張して分苗した模様を示すが、この年三月には、伊勢国上茅原田村（現、三重県松坂市茅原町）の野呂文吾に分苗していることが近年明らかになっている。ちなみに、この野呂文吾は蘭学にも関わる江戸時代中期の本草学者・野呂元丈ゆかりの医家で、当地で牛痘種痘普及活動を進めたことも判明する。いずれにしても、村井俊蔵は、除痘館開設当初から精力的に牛痘種痘普及事業を促進した社中の一人であったといえるであろう。

なお、緒方洪庵の『癸丑年中日次之記』（一四四頁の図27参照）嘉永六年（一八五三）二月四日の条には「古屋源之介男児両人村井宅にて種痘」とみえる。村井俊蔵は安政元年（一八五四）七月に没しているが、その前年に至るまで自宅で牛痘種痘に従事するこうした姿勢には、除痘館活動を含めて牛痘種痘普及にかける俊蔵の思いがみてとれよう。

内藤数馬……弘化二年（一八四五）刊行の『浪華医家名鑑』に「本道　堂島中二丁目　内藤数馬」と記載されている医家。日野葛民・緒方洪庵らが嘉永二年（一八四九）十一月七日に大阪の除痘館を開設した折、同志として社中に加わったが、嘉永四年に身を引いている。しかし、嘉永六年の洪庵の『癸丑年中日次之記』に「晩、内藤数馬歌会出席」の記事がみられるように、その後も洪庵らとの交流は続いた。大阪の除痘館が官許を受けた翌安政六年（一八五九）、数馬は明石天民の嗣子明石雄碩とともに大阪の鈴木町代官所管内で種痘舎という牛痘種痘事業を組織し、官許を受けた。この時には「堂嶋中弐丁目淡路屋藤七方ニ旅宿いたし居候内藤数馬」と記されているため、その拠点については『浪華医家名鑑』を補足するものとなる。また一方、内藤数馬は相模国小田原藩の上方所領、摂津・河内の村々でも牛痘種痘の普及活動を進めるに至っている。

なお、大阪の除痘館は慶応三年（一八六七）幕府の公館（種痘公館・公儀御場所）となり、摂津・河内・和泉・播磨の四か国すべての牛痘種痘事業を統轄することになったが、この段階で種痘舎などの組織も解消され、内藤数馬は子息謙吉とともに公館の社中に戻り、活動している。

山本河内……嘉永二年（一八四九）十一月の大阪の除痘館発足後まもなく同志として参加した社中の一人である。弘化二年（一八四五）の『浪華医家名鑑』には、「本道　京町堀四丁目　西洋学　山本河内」と記されている。不明な部分も多いが、すでにこの頃には原左一郎（老柳）や緒方洪庵・日野葛民ら蘭方系に近いメンバーと結びついていたという。ただ、除痘館での活動は三〜四年で終止符を打ち、退社したと思われる一人でもある。その間の理由については必ずしも明らかでない。

各務相二……大阪の除痘館発足後まもなく同志として参加した社中の一人である。弘化二年（一八四五）刊行の『浪華医家名鑑』には「外科・整骨　横堀炭屋町　各務相二」と記載されている。科学的な整骨術の草分け的存在として知られる各務文献（かがみぶんけん）の二代後の跡目を継ぐ医家。各務文献は名を文献、字は子徴、通称は相二、帰一堂と号した。『整骨新書』三巻や人体骨格標本の木製模骨の製作、あるいは伏屋素狄・大矢尚斎とともに寛政十二年（一八〇〇）大阪の葭島（よしじま）で女性の刑屍体を解剖し、「婦人内景之略図」を著わしたことなどで名高いが、文献（相二）の死後、女婿の中山樹子が家業を継ぎ、各務相吾（東風軒）を名乗った。次いで各務相吾が天保十二年（一八四一）に亡くなった後は、養子に坂倉文作をむかえて各務家を継承させている。除痘館社中として活動した各務相二は、この坂倉文作にあたる。

佐々木文中……弘化二年（一八四五）刊行の『浪華医家名鑑』に「本道・外科　南堀江三丁目　佐々木文中」と記載されている医家。天保十三年（一八四二）紀州平山の華岡青洲の春林軒塾に入塾して外科などを学んだ後、大阪で医業を開いた。嘉永二年（一八四九）十一月七日の大阪の除痘館発足後まもなく同志として参加した社中の一人である。

緒方郁蔵……緒方洪庵の義弟として、また洪庵の右腕として常に洪庵を支えた蘭学者。本姓は大戸氏、のち緒方氏を称した。名は惟嵩、字は子文。通称は郁蔵（郁三）、研堂・独笑軒を号した。文化十一年（一八一四）備中国梁瀬に生まれる。同郷の医家山鳴大年（やまなりだいねん）に手ほどきを受け、のち江戸に出て津山藩儒昌谷精渓に漢学、次いで坪井信道に蘭学と医学を学んだ。その後一旦帰郷したが、天保九年（一八三八）坪井塾の先輩であった緒方洪庵が大阪で適塾を開いたことを知って洪庵の門に身を投じ、蘭学や医学の研鑽をはかりつつ適塾の研究・教育面で洪庵を支えた。長年取り組んだ洪庵の代表的業績であるフーフェランドの内科書の重訳、『扶氏経験遺訓』全三十巻（安政四年〜文久元年刊行）には、郁蔵の名が「同訳」として併記されている。その間、洪庵は郁蔵と義兄弟の契りを結び、郁蔵は緒方姓を称するに至っている。

一方、郁蔵は弘化元年（一八四四）自らの学塾である独笑軒塾を新たに開設し、適塾に類する形態で塾生の育成につとめた。北の適塾に対して南塾と称したという。また、嘉永二年（一八四九）十一月の大阪の除痘館発足後は同志として参加し、有力な社中の一人として活動した。とくに除痘館開設後まもなく適塾所蔵の蘭書を翻訳、牛痘種痘法についての部分をまとめて『散花錦嚢（さんかきんのう）』（一四六頁の図28参照）という牛痘種痘書を刊行したことは特筆に値する。幕末期には土佐藩の兵学書の翻訳などに協力し、慶応二年（一八六六）には藩に招かれ、医局で西洋学術や医学の指導に従事した。嘉永七年（安政元年＝一八五四）ロシアの使節プチャーチンを乗せた軍艦ディアナ号が大阪湾に姿を現した時、郁蔵が対応にあたったと伝えられるのもその間の出来事である。明治二年（一八六九）明治新政府のもとで大阪仮病院と医学校が開設された時には、設置段階から尽力する一方、大学少博士に任ぜられて出仕、翻訳事業などにも力を注いだ。仮病院・医学校で治療と指導にたずさわったA・F・ボードインの講義録は、大阪医学校官版『日講記聞』として明治二年十二月分から十一冊にわたって刊行されたが、この翻訳の大部分も郁蔵の手にかかる。

なお、郁蔵の著訳書には『散花錦嚢』のほか『日新医事鈔』や『内外新法』などがあるが、『難病全書』『薬性新論』など未刊のものも少なくない。明治四年（一八七一）七月九日に没し、義兄洪庵と同じく大阪天満の龍海寺に葬られている。

（浅井允晶）

三　大阪の除痘館の活動と官許

然るに都下悪説流布して、牛痘ハ益なきのミならす却て児體に害ありといひ、之を信するもの一人も無之ニ至れり。茲ニ於て不得已頗る米銭を費し、一會毎ニ四、五人の貧児を雇ひ、且ツ四方に奔走して之を諭し、之を勧め、辛して綿々其苗を連續せること三、四年、漸くにして再ひ信用せらるゝことを得たり。其間社中各自の辛苦艱難せること敢て筆頭の盡す所ニあらす。或ハ其煩労に堪へさるを厭ひ、或ハ其自家の本業に妨ヶあるを患ひて、退社せるものハ内藤数馬已下五人なり。其社中の困苦を憐て頗る助成を致せるハ、天満與力荻野七左衛門、同父勘左衛門と尼崎町住平瀬市郎兵衛の母となり。抑々此舘を設て都下の一ヶ所に定メ、普く諸醫を茲ニ集めて之を行ハしめんとするの趣意ハ、其良術の猥りに眩鬻の徒の手に陥らんことを恐るゝと、其佳苗の連綿して絶ゆること勿らんことを希ふとニあり。洪庵幸ニ御町奉行并與力ニ懇家多キに依て、此趣意を以て内願せること数十ヶ度ニ及ひ、又大和屋喜兵衛名前にて表向キ願立しことありといへとも、其新奇にして舊例無之を以て官許を得かたく、空敷十年の星霜を経し内、安政五年戊午春戸田伊豆守殿御町奉行の節、改て出席醫師より願書可差出旨内沙汰有之、社中山田金江のミ市中住居の名前あるを以て、同人を願主とし書附差出せしに、早速御聞済ニ相成、同年四月廿四日三郷町中へ口達御觸書出て、種痘の害なきことを懇ニ被諭、且種痘所ハ古手町一ヶ所ニ限ることを許されたり。（願書及ヒ御觸書写しハ別ニ記録す。堺の種痘所官許ハ安政六年夏なり、江戸種痘所ハ萬延元年七月ニ許されたり。故ニ種痘の官許を得しハ大坂を始とす。）

都下………都下とは一般的にはみやこ、みやこの内を意味するが、この場合は、大阪の三郷、大阪市中を指す。漠然とした言い方ながら大阪全般を指し示しているといえよう。除痘館側の立場からすれば、当時の社中や補助、それに協力者を含めて二十数名の関係者が見聞きする範囲ともいえようか。

悪説流布………悪い噂が流れるということ。この場合の象徴的な流言は、種痘の「引札」に使われている白牛や「牛痘種痘」の牛の文字からの印象で、「種痘をすると牛になる」との噂が立ち、牛痘種痘批判の代表的な文言となった。種痘を勧めてその効用が認識されるまでの間の活動は、民衆の心ない中傷や漢方医の妨害などとの闘いであった。大阪で外科医として活躍していた岩永文禎の日記『鐘奇斎(しょうきさい)日々雑記』嘉永二年（一八四九）十二月八日の記事などは、当時の漢方医の気持ちを見事に代言したものといえよう。

［嘉永二年］極月八日　去月二十日比ゟ道修丁古手町ニ保痘館ノ表札出タリ、一両日後、除痘館ト改ル、文盲甚シ、笑フヘシ、西洋家緒方(洪庵)、日野(葛民)其外蘭家一統打寄種痘ノ由、京地佐井有吉(漢方内外科医)、五十人許治痘致候由申来、京地にも烏丸四条ニ除痘館ノ札出ル由、日野貞斎(鼎哉)と云、此節種々話有り、世話人ハ町内大和屋喜兵衛、引札出たるよし、一人分心持と称し、弐百疋の由、山師の寄合ト諸説区々也、一奇談なり。

ちなみに、安政三年（一八五六）改の「道修町四丁目水帳」によれば、岩永文禎と大和屋喜兵衛の住所は道をはさんで斜め向いの場所にあり、右引用文の「町内大和屋喜兵衛」とは、まさに目と鼻の先の大和屋喜兵衛を指していることになる。同じ町内に住む者同士のこうした関係は、何かにつけてやりにくかったことであろう。

辛苦艱難（しんくかんなん）……辛苦艱難は苦しみ悩むこと。当時、除痘館は「牛痘種痘は益なきのみならず児体に害あり」という悪い噂が先行して、牛痘接種を受けにきてくれる子供がなくなり、種痘を広めるよりも牛痘苗（ワクチン）を保存し、それを如何にして継続していくかという点が最大の仕事となっていた。幸か不幸か、天然痘の流行は古代には何十年間隔の発生であったが、徐々に短くなり、江戸時代も幕末に至ると毎年のように流行した。したがって、除痘館社中が辛抱強く種痘を続け、その成果が見られるようになるまでの数年間こそがまさに大阪の除痘館の辛苦艱難の時期であり、正念場であった。

筆頭……筆の先、転じて文を書くこと。ここでは、牛痘苗（ワクチン）を確保するための苦しみは文章では書ききれないという社中一同の苦しい思いが込められている。仁術の精神にもとづき、市民のために進めている予防接種だけに、それが信用されないことに対する苦しみも大きかったのであろう。

煩労……煩労は心をわずらわし、身体をつかれさせること。その骨折りには堪えられないとの思いが込められている。天然痘撲滅という崇高な目的ではじめたが、当初は賑わったものの開館半年も過ぎると悪い噂などにより種痘を受ける人が激減した。天然痘予防のために牛痘種痘を行うというより、牛痘苗を絶やさないための努力、すなわち牛痘苗の確保・保存に追われる毎日では、ただただ心労ははなはだしくなるばかりであった。というのも、当時の牛痘苗の確保は、接種した小児の膿漿（のうしょう）を取り、次の小児に接種する方法であるから、牛痘接種のために小児たちが除痘館へきてくれなければ、種痘事業は途絶する。このため、その継続に対する努力は大変なものであった。

内藤数馬已下五人……除痘館の種痘事業の煩労や、本業の妨げになることに堪えかねて退社した社中などを指す。内藤数馬・山本河内・各務（かがみ）相二・佐々木文中・緒方郁蔵と推定される。彼らも牛痘種痘の大切さは認識しつつもやむなく退社に至ったとみられる。内藤数馬は『文化改正　浪華人物録』に収録され、「相撲見立大阪医師番付」では、寛政末年（一八〇〇）から慶応年間（一八六七）に至る番付にその名がみえる大阪医界の長老格で、除痘館退社後も洪庵との付き合いは続いていた。一時期、除痘館とは異なる種痘団体・種痘舎で仕事をしたこともあるが、慶応三年（一八六七）には嗣子とともに除痘館（種痘館）に再加入した。各務相二は整骨術の祖・各務文献の三世で、整骨術と外科で栄えた。佐々木文中は大阪の医師番付で、弘化二年（一八四五）から元治元年（一八六四）にその名がみられ、種痘針を自ら製造したといわれる。最後に、緒方郁蔵は緒方洪庵の義弟で、洪庵の翻訳を助けて、自らも何点かの刊本がある。種痘については適塾に所蔵していた蘭書から牛痘種痘関係を抜き出して、嘉永三年（一八五〇）に『散花錦嚢（さんかきんのう）』（一四六頁の図28参照）全二巻を適適斎蔵板（除痘館秘蔵板も見られる）で出版している。別に、「牛痘種法」の翻訳稿本も残されている。

天満與力荻野七左衛門、同父勘左衛門……江戸時代の大阪は幕府の直轄地で「城代」がいて、その下に東西町奉行があり、奉行所の実務を担当するのが与力と同心であった。町方には三郷惣年寄と町年寄がいた。ところで、緒方洪庵は与力の荻野勘左衛門・七左衛門父子とは早くから昵懇で、除痘館設立当初からよき相談相手であったが、その勘左衛門・七左衛門父子は与力の中でも中心的な役割を果たしていたかにみえる。荻野勘左衛門は文政三年（一八二〇）頃から「浪華御役録」（一枚両面刷り）にその名がみえ、嘉永年間（一八四八～五三）に隠居したとみられる。荻野七左衛門は天保末年（一八四三）頃から勤務し、父・勘左衛門隠居の嘉永年間前後から与力の諸役を複数（二～五役）受け持っている。また、その筆頭に記されている「諸御用調役」にも嘉永六年（一八五三）頃から任じられていた。

嘉永三年（一八五〇）以降、除痘館が困難な状況におちいるなか荻野勘左衛門・荻野七左衛門父子は絶えず彼らを助け、除痘館の官許に尽力し、官許後の除痘館がのちに幕府公館になったさいには、荻野七左衛門は種痘館掛り与力となっている。

尼崎町住平瀬市郎兵衛の母……平瀬市郎兵衛の本家・千草屋は、赤松円心十八代の孫で播州長水城（ちょうずいじょう）主平瀬大炊佐頼清の長男、六郎右衛門清正を元祖とすると伝える。六郎右衛門は播州宍粟郡千草郷に蟄居し、その孫、市郎兵衛が同郡山崎城下で分家して、千草郷特産の鉄（鋼）を商い、京都へ支店を出して千草屋と号した。市郎兵衛の子供は京都・大阪に分家したが、大阪四軒町に店を構えた末子、新右衛門の家が長く栄えることになった。大阪開店の時期は元禄期といわれており、二代目市郎兵衛常信の時代に四軒町から梶木町に移ったという。四代目春郷の娘・寅（のち幸）に養子を迎えた平瀬家は「大阪平瀬家新宅」と呼ばれ、その平瀬家三代目儀迢が幕末の市郎兵衛とされる（大阪歴史博物館展覧会図録『平瀬露香』）。平瀬市郎兵衛は本家筋の平瀬宗十郎とともに懐徳堂を支援する同志であったが、安政六年（一八五九）正月、二人して懐徳堂へ銀四十五貫目を五か年間無利息で貸し付けている（『懐徳堂事典』）。その母が除痘館を支援したという平瀬市郎兵衛の母にあたる。なお、本家筋の七代目が茶人でも知られた平瀬露香（ろこう）であり、前掲『平瀬露香』には、平瀬市郎兵衛御後室に宛てた次のような緒方洪庵の書状も収録されている（『緒方洪庵のてがみ・その五』にも収録あり）。

昨日は御多用之御中、長坐御妨申上、恐入申候、其節御ねかひ申上置候熊谷のたんさくにても、手紙にても、何にてもよろしく、不苦思し召し候ものの御座候ハヽ、何卒一枚御恵ミ御ねかひ申

上候、持合せ候久貝因幡守様幷足代弘訓のたんさく直好ぬしのにハ敵しかたく候へとも、さし上
中候、御交易御ねかひ申上候、あなかしこ
　　　　　　　　　　　　　　　　　　　　　　　　　　　　　　　　　　　洪庵
廿二日
平瀬
　御後室様

ちなみに、熊谷直好（くまがいなおよし）は周防岩国の人、藩に仕えていたが、のち脱藩して大阪に移って天王寺に寓し、歌人として活躍するとともに、豪商平野屋の宰領をつとめた。和歌は香川景樹（かがわかげき）に師事、相園寺の誠拙和尚に参禅して禅宗を修め、諸芸にも通じた。久貝（くがい）因幡守正典は当時大阪城在番で、洪庵などと歌学を楽しんだ。のち大目付となり、洪庵の江戸赴任にも関わったとされる。足代弘訓（あじろひろのり）は代々伊勢の外宮の禰宜（ねぎ）で、国学を修めて各地に遊学、大阪にも住んだ。熊谷直好・久貝因幡守・足代弘訓・平瀬市郎兵衛の母・有賀長隣・内藤数馬・大和屋喜兵衛ならびに高池屋清之助などは緒方洪庵をめぐる歌会サークルのメンバーであった。

眩鬻（げんいく）の徒……人を惑わし、金儲けに走る輩。牛痘種痘が儲かると聞いて見よう見まねで種痘をはじめる輩が出現していた。牛痘種痘の接種技術は難しく、技術が未熟のために難痘に罹ったりするケースもあり、現に弘前藩ではそうした事例が生じたため、牛痘種痘の本格的な導入が遅延したといわれる。また、当時の牛痘苗（ワクチン）は接種した小児の腕の膿から採取するため、ワクチンの採取そのものが難しい技術であった。それを見よう見まねで接種されては危険きわまりないことになるため、彼らの動向には格別の対策が必要であった。

佳苗……牛痘苗（ワクチン）は各種皮膚病などの雑菌が入りやすく、良質のものがなかなか得られなかった。江戸時代における牛痘苗保存やその継続に種痘医はさんざん悩まされたが、とくに佳苗の保存とその継続には苦しい思いをしていた。ここでは、良質の牛痘苗を確保するためにも接種技術が確かで、しかも痘苗継続技術のある除痘館一か所での施行と、それについての官許が絶対必要であることを記している。

町奉行……江戸幕府の職名の一つ。ここでは「大阪町奉行」を指す。元和五年（一六一九）に設置された。老中の支配下にある。江戸時代の大阪は幕府の直轄地であり、五～六万石の譜代大名が「城代」を勤め、その下に東西町奉行が置かれ、両奉行は月ごとに交代勤務をした。一千石～三千石の旗本から選任され、与力・同心が従属した。「大阪城代」というのは主として西国防衛のために置かれ、大阪町奉行は大阪市中の行政・裁判など民政一般のほか、廻米・消防・警察・糸割符（生糸輸入）などについても管轄した。そのほかにも、原則として摂津・河内・和泉・播磨四か国内に起こった幕府領の租税徴収、公事裁判にあたるとともに、西国二十八か国より大阪の町奉行支配の国々へかかる金銀出入もあつかっている。さらに、大阪の寺社の訴訟も裁判した。明治元年（一八六八）二月に大阪裁判所が設置され、町奉行所は廃止された。その間、東西町奉行所には合計九十五名の奉行が歴任している。

與力……古くからある役職であるが、江戸幕府では通常二百石取りの役職（御家人並み）であり、御家人は将軍に謁見できるが、与力はできない。江戸町奉行所ほか各地の奉行所などに配置され、おもに各役所の実務を担った。大阪の場合、東西両町奉行所に属した。当時の大阪の役人録の一つに「浪華御役録」があり、当初は年一回、文化・文政頃より毎年一月（年頭）と八月（八朔）の二回発行されている。表面の一段目には城代以下、二人の定番・大番頭・加番・目付の五役、二段目に東西町奉行その他、三〜四段目に与力、五〜六段目に同心が列記され、裏面には与力・同心役宅配置図と、三郷惣代・惣年寄などの一覧が記されている。除痘館が尼崎町に移転した万延元年（一八六〇）の「申八朔改　浪華御役録」によると、与力は二十四役百三十一人となっていて、与力一人が何役も担当している。他方、一役は二名から十名前後で担当しているが、その役数や個々の担当人数は時代によって変遷がある。ちなみに、大阪の除痘館の運営に協力した荻野七左衛門の場合、万延元年申八朔時の担当役名は諸御用調役・同心支配・地方役と、兵庫西宮上ケ知方の四役である。また、除痘館が種痘公館になった慶応三年（一八六七）、種痘館掛り与力となった古屋源之祐の担当役名は、諸御用調役・同心支配・勘定役および寺社役の四役であった。

ところで、嘉永二年（一八四九）十一月七日、古手町除痘館において行われた笠原良策からの牛痘苗分苗式で、種痘を受けた人たちのなかに与力の子女五名がいた。すなわち荻野慎右衛門・早瀬（成瀬カ）正兵衛・弓削卯八郎・荻野左弥太および礒矢頼母（いそやたのも）の子女である。さらに、堺の種痘医・小林尚謙の娘も種痘を受けている（『戦兢録（せんきようろく）』／一三二頁の図21参照）。また、与力・古屋源之祐の男児は嘉永六年（一八五三）二月四日、村井俊蔵宅で種痘を受けている。

此趣意を以て内願せること……大阪の除痘館は大阪市中では一か所だけに限定し、ここに幅広く医家を集めて牛痘種痘を行うことを狙い、官許を内願してきた。その理由の一つは、牛痘種痘法は優れた方法であるが、その接種技術が難しいにもかかわらず、儲かる術であることを知って眩鬻（げんいく）の徒が狙うため、彼らに痘苗が渡ることをさえぎり、佳良の痘苗を継続保存していくことを目的とすることにある。それを実現するため官許は必要であり、そしてできるだけ早く認可を得るため、緒方洪庵ら除痘館社中は奉行所の知人を頼りながら、関係筋にこのような趣旨による打診を水面下でくりかえしてきた。ここでは、その経緯を指す。

大和屋喜兵衛名前にて表向キ願立しこと……除痘館官許の願いは大和屋喜兵衛と大和屋伝兵衛名義で何度となく町奉行所に願い出ていたが、認可されなかった。大和屋喜兵衛はこの申請の世話人として、別家の大和屋伝兵衛隠居所の離れ座敷を提供した。大和屋伝兵衛は、安政三年（一八五六）改の「古手町水帳」では借家人（加嶋屋忠兵衛の家屋敷）となっているが、自ら借りている家でなされた医療の責任者として願い出たのであろうか。安政四年十一月に願い出たさいも町年寄が奥印をしてくれなかったので、願書を取り下げざるを得なかった。

不許可の理由の一つは、形式が問題視されたのかも知れない。願い人の身分は形式的ではあるがこれで正しく、町内式目、すなわち町の自治法でも間違いなかったが、今回の願書の内容が前例のない医療的な問題であるため、こうした主旨では例外的に、その道の専門家による願主がもとめられた。ちなみに、翌安政五年三月、願書を差し出すよう「内沙汰」があったが、その条件としては願い人を出席医師とするよう沙汰されている。これは、あるいは当時の町奉行・戸田伊豆守の判断であったのかも知れないが、ようやく実態に即した申請がなされることになったのである。そこで、安政五年四月二十四日付けの「山田金江のミ市中住居の名前あるを以て願主として書附差出」したところ、同日付けで「早速御聞済ニ相成」り、除痘館官許の報が触れまわされることとなった。

新奇……新奇とは目新しく、普通と異なること。牛痘苗（ワクチン）による天然痘の予防接種は今まで聞いたこともない病気予防法で、それを信じる人が少ないだけでなく、前例がない。このため、まさに新奇の事業展開にあたるという意味。新しいことをすることは今も昔も難しい。

舊例無之……旧例墨守は世の常である。長く続いた組織においては新しいことは前例がないとして拒否されることが一般的であったが、大阪の町奉行所においても、新規の事例にあたる除痘館の官許は、数年の実績をもってもなかなか難しかった。

官許……官許とは時の政権が与える許可で、江戸時代の大阪では、町奉行所が判断し、差し支えなければ官許された。今回の天然痘予防に牛痘種痘を行うという除痘館の事業は全く新奇のものだけに、官許に至るには相当の実績がもとめられたというべきであろう。大阪の除痘館の場合、嘉永二年（一八四九）から安政五年（一八五八）にいたる。足かけ十年が必要だった。この官許の背景には、安政四年に幕府から派遣された桑田立斎による蝦夷地の牛痘種痘の実績も加味されたとみるべきであろう。

空敷（むなしく）十年の星霜を経し……大阪の除痘館は町奉行所に何度も官許申請をくり返したが、そのつど拒否されて十年の歳月が過ぎた。新規の事業にはその成り行きが大切で、市民の受入状況なども重要な判断材料だったかも知れない。緒方洪庵は親交のある与力の荻野七左衛門らに、除痘館開設前からなにかと相談を持ちかけていたが、荻野七左衛門なども世評をみながら判断するしかなく、これには時間を要した。

戸田伊豆守……当時の大阪の東町奉行、戸田伊豆守（寛十郎）氏栄（うじよし）のこと。氏栄は旗本、御使番・御目付・駿府町奉行・浦賀奉行を経て勘定奉行次席西丸留守居、次いで大阪の東町奉行となった。東町奉行就任は安政四年（一八五七）二月、翌五年八月には大阪で没している。伊豆守は、一年半という短い在任期間に除痘館の官許を認可したのである。これは伊豆守にとっては時代を見通した認可となり、除痘館からみれば苦節十年にして舞いこんできた朗報であった。

出席醫師……大阪の除痘館活動に参加している医師を指す。安政五年（一八五八）当時、除痘館の社中として、緒方洪庵・中耕介（三代目環）・日野主税（ちから）・山田金江・松本俊平・林元恭が在勤し、補助や筆者として高安丹山・青山董（東）太郎などが除痘館を手伝っていた。安政五年といえば、嘉永二年（一九四九）に除痘館が発足以来十年目にあたり、種痘医の交代がみられた。すなわち、安政元年（一八五四）の原老柳没後に補助の松本俊平が社中になり、同三年に没した日野葛民の跡は養子・主税が社中となった。村井俊蔵は安政元年に没したが、嗣子なく絶えた。一方、補助・林元恭は安政五年に社中となり、青山董（東）太郎は同三年に筆者、高安丹山は同五年に補助として加わった。以後も順次世代交代を経て除痘館活動は続けられている。

内沙汰……内輪の取り計らいの意味であるが、近世大阪の町奉行所に対する申請は、提出時にまず町年寄の認可（奥印）が必要で、そのうえ提出しても聞き届けられなければ願書は取り下げとなる。内沙汰が得られた段階で内々に承諾したことを意味するが、内容を書き改めるなど変更を迫られることもある。除痘館官許については、内沙汰の段階で申請人を出席医師にすれば認可するという条件付きで伝達されている。認可されない場合は願書を取り下げることとなり、願書は奉行所に残らない。

願主……奉行所に対する願書の申請人を指す。除痘館の官許の申請時、申請人の身分が問題となった。当初に行った除痘館官許の願主は世話人の大和屋喜兵衛であったが、認可の条件として願主の変更がもとめられた。そこで、改めて除痘館出席医師として、「山田金江のミ市中住居の名前あるを以て」同人を願主とし、願書を提出した。

山田金江は文政十一年（一八二八）の『海内医林伝』に、「呉服町 内外蘭方 眼科ニ長ズ 名鼎、字玉鉉、号不動斎、善内景窮理解剖」とあり、弘化二年（一八四五）の『浪華医家名鑑』では「堂島中町 内科・外科」とある。内藤数馬とともに大阪の医界の長老格で、長く大阪に居住していたことにより「願主」として認められたのであろうか。なお、山田金江は緒方洪庵をめぐる蘭方医グループ、日野葛民・内藤数馬・山本河内・村井俊蔵らの一人（中野操『医家名鑑』解説編）でもある。

御觸書……江戸時代、幕府・諸藩が書面や口頭で広く一般に触れ知らせた法令である。特定の関係者に通達する「達」とは区別される。幕府では、老中が将軍の裁可を得た書付を大目付・目付、および寺社奉行・町奉行・勘定奉行の三奉行に渡し、それぞれの支配系統を通じて伝達された。大阪では老中の発する「惣触」と町奉行が独自に出す「町触」を含めて、「町触」として伝達した。「町触」の手順は、三郷惣年寄を月番の町奉行所に召還して法令を読み聞かせ、その一通を交付した。惣年寄は町年寄を惣会所に招集し、町奉行所と同様の手続きのうえ、町ごとに書写させる。町年寄は町中の町人に伝達し、町人から借家人に伝えるというものであった。御触れを徹底するために、その内容は橋のたもとの高札場などに掲示した。

なお、「町触」（御触）は奉行所の署名のあるものを指した。「口達」には署名がなく、口頭で達したものを指したが、のちには成文（御触）同様になったといわれる。

堺の種痘所……嘉永二年（一八四九）十一月、大阪の除痘館から最初に分苗（ワクチンの分与）したのが堺の種痘所で、当時の分苗免状と請状が残されており（松本端編「大阪市種痘歴史」）、小林尚謙・吉雄元素・町田元耕の名が記されている。しかし、嘉永二年十一月二十五日付けの引札［堺除痘館開業案内］によれば、「泉州堺車之町大道　除痘館社中　町田元耕・吉雄元素・小林尚謙」に加えて、「井岡元作」が追記（押印）されている。堺の種痘医のうち、小林尚謙は大阪の除痘館や堺の種痘所開設を進めた小林安石の養嗣子であり、町田元耕は除痘館社中、原老柳の門人であった。吉雄元素については文久三年（一八六三）九月の元素没後、龍沢が相続し、分苗を受けている（前掲「大阪市種痘歴史」）。そして、明治二年（一八六九）正月、井岡良斎・増田秀斎・町田良節と吉雄玄良が種痘を行っており（『堺市史』第六巻）、増田以外は嘉永二年当時の町田元耕や吉雄元素、あるいは井岡元作の後裔ではないかとみられるので、堺でも種痘が継続して行われていたと思われる。

江戸種痘所……安政五年（一八五八）五月に神田お玉ケ池松ケ枝町の川路聖謨（としあきら）拝領地に設けられ、お玉ケ池種痘所と呼ばれていた。江戸在住の蘭方医八十三名が集まり、五百八十余両もの拠金により設立された。おもな参加者をあげると、竹内玄同・林洞海・大槻俊斎・三宅艮斎・坪井信良・坪井信道・河本幸民・戸塚静海・伊東玄朴そして桑田立斎などで、のちに奥医師に任ぜられる人々がほとんど含まれる。この種痘所は設立間もない同年十一月に近隣の大火事で消失したが、紀州広村出身で銚子の豪商、浜口梧陵（ごりょう）の七百両（再建費三百両・図書器械費四百両）などの寄付で、翌安政六年九月、下谷和泉橋通白井謙太郎と山本嘉兵衛屋敷地に再建された。万延元年（一八六〇）七月に官許され、さらに同年十月には幕府直轄となって種痘所と呼ばれ、初代頭取に大槻俊斎が就任した。さらに文久元年（一八六一）十月に西洋医学所と改称し、翌二年八月、二代目頭取に緒方洪庵が就任したのち、同三年二月に医学所と改められた。同年六月には緒方洪庵が病没、三代目頭取に松本良順が就任している。以後変遷があったが、こんにちの東京大学医学部に発展したと位置づけられている。

（古西義麿）

四　尼崎町除痘館の創成と展開

然るに舊館手狭にて多人集合の節ハ雑沓甚キか故ニ、社中申合せ今度尼崎丁一丁目ニ一地面を買求め、本舘を茲に移せり。町法有之を以て高池清之介を名前人ニ頼ミ、同家手代脇屋文介を家守とす。其買得普請等皆右主従之世話ニ依る所にして其勤労不少、依て之を世話方ニ加ふ。扨前条ニ擧たる退社五人之外追ゝ死亡せるものハ、原佐一郎（安政甲寅六月卒、）村井俊蔵（同年七月卒、）日野葛民（安政丙辰十月卒、）大和屋喜兵衛（安政己未七月卒、）中耕介（万延庚申二月卒、）五人なり。左一郎ハ生前より甥家松本俊平を以て常ニ代勤せしめたるを以て、没後同人代て之を嗣き、葛民ハ養子主税之を嗣き、喜兵衛ハ忰喜介（喜兵衛と改ム）之ニ代れり。俊蔵、耕介両人ハ嗣子無之を以て絶す。林元恭ハ最初より補助として勤功久しきか故ニ、戊午之冬社中ニ列す。故ニ今存在する所ハ、社中、緒方洪庵、日野主税、山田金江、松本俊平、林元恭、補助、高安丹山（戊午春補助ニ加ふ、）日野鼎（己未秋補助ニ加フ、）青山董太郎（丙辰秋ゟ筆者とし補助の列ニ加フ、）世話方、大和屋喜兵衛、高池清之介なり。各自寒暑を顧ミす、雨雪を厭ハすして身を砕き、心を労し、其究苦之時ニ当てハ自ラ米銭を費せることハ有之といへとも、更に一銭の利を私ニせしことなく、孜々汲々として勉強せること今茲に十有二年、其勤功積て今日の大成を得るに至れり。冀くハ後来之諸子、越前侯の恩徳と良策、鼎哉の厚恵とを忘るゝことなく、社中各家の苦心労思せしことを想像し、寡欲を旨として仁術の本意を失ハす、其良志を嗣き玉へと云爾。

舊館……大阪の除痘館が誕生した古手町(ふるてまち)（現、大阪市中央区道修町四丁目）から、万延元年（一八六〇）に尼崎町一丁目（現、大阪市中央区今橋三丁目）に移転したあと、古手町の除痘館のことを旧館と呼んでいる。

嘉永二年（一八四九）九月、笠原良策らの進める越前福井藩の牛痘苗導入計画に関連する牛痘苗（ワクチン）が、長崎から京都の良策の師、日野鼎哉のもとに到着した。大阪にいた日野鼎哉の弟、日野葛民からそれを聞いた緒方洪庵は、牛痘苗の分与が得られるかどうかわからないまま、葛民とともに種痘所（除痘館）設立に向けて準備をはじめた。最初に施術場として設けたのは、大和屋喜兵衛の協力で借り受けた喜兵衛の別家、大和屋伝兵衛隠居所の離れ座敷である。これが古手町の種痘所（除痘館）で、記念すべき旧館であった。当時の水帳は不明であるが、七年後の安政三年（一八五六）改の「古手町水帳」には、「表口五間　裏行十九間」とあり、おそらく七年前も同じであったと思われる。住居としてはまずまずの広さであるが、奥の離れ座敷だけを借りているため、当初から広くはなかったと推測される。

旧館の跡地は、現在大阪結核予防会の駐車場として使われている。旧館跡地の東側隣接地にある美々卯本店別館の地蔵堂前（現、大阪市中央区道修町四丁目）に、「除痘館発祥の地」の碑が建立されている（一三九頁の図24参照）。

除痘館は種痘を受けにくる人が少ない時期、天然痘予防施設として痘苗の確保・保存に苦しんだ時期もあったが、少しずつその効果が認識されるにつれて、その施設は手狭(てぜま)になり、分室を設けるほどにもなった。松本端編「大阪市種痘歴史」には、「安政三年（一八五六）頃、施術場狭隘(きょうあい)ノ為メ、別ニ其向側、樋口三郎兵衛氏ノ座敷ヲ借リ、除痘館分室トシ、種痘定日ノミ此室ニ於テ施術ス」とある。

一方、除痘館は、当時毎年のように発行された相撲見立ての大阪医師番付でも、発足七年目の安政二年（一八五五）から「医師」あつかいで「除痘館」の名が掲載され（一四四頁の図26参照）、慶応二年（一八六六）まで十二年間継続するなど、医療の分野で市民権を得るようになった。分室の設置や除痘館の知名度の進展は、いずれも安政年間に入る頃からで、除痘館活動の充実ぶりを物語るものであろう。

また、安政五年（一八五八）には除痘館が官許され、より多くの人が種痘にくるようになった。このため、広い施術場が必要になり、万延元年（一八六〇）尼崎町一丁目に移転している。

尼崎丁一丁目……古手町の除痘館が手狭になったため、移転した場所の町名である。現在の大阪市中央区今橋三丁目にあたる。古手町の除痘館では大和屋喜兵衛の別家、大和屋伝兵衛隠居所の離れ座敷を借り受けていたが、尼崎町一丁目の除痘館は万延元年八月、資産家高池屋清之助の勘定元引請にて銭屋武兵衛の家屋敷を買い入れ、除痘館の本館をここに移したものである。

除痘館の人々はいずれも無償で働いているため、少しずつ貯蓄もでき、十年目の開館日に当たる安政五年十一月七日には多少の配当金を分配できるまでになった。家屋敷の購入には資金の借り入れが必要であるが、蓄えなどを活用してようやく自前の施設を尼崎町一丁目に持つことができたのである。現在この尼崎町除痘館跡地は緒方洪庵記念財団の所有地で、緒方ビルクリニックセンターが建てられており、その一室に除痘館記念資料室が設けられている（巻末参照）。

町法……江戸時代、大阪の町の自治法規は町内式目などと呼ばれ、その内容は多方面にわたるが、その中心をなすものは家屋敷の売買、婚姻、養子、隠居、移転などが行われた時、町年寄などに対して届け出たり、お披露目をすることであった。

江戸時代の大阪町人とは家屋敷の所有者を指し、彼らにのみ自治に参加する権利が与えられていた(町人はその町の居住人口の一割から二割程度で、残りは借家人や下男下女であった)。その町以外に住んでいる人が家屋敷を持っている場合は他町持ちとか、他国持ちといわれ、家守(やもり)を置いて家屋敷を管理した。家守には町人に準ずる権利が与えられていた。

大阪の除痘館の場合は団体であるが、社中の町内居住者はなく、代表者を緒方洪庵にした場合でも、洪庵は過書町の住人であるから他町持ちとなり、いずれにしても家守を置かなければならなかった。万延元年(一八六〇)に除痘館が家屋敷を購入するにあたっては、高池屋清之助に勘定元を引きうけてもらい、購入の手続きから家屋の手入れ、また町内式目に従った尼崎町一丁目に対する手続きや、所定の金銭を贈ってお披露目するしきたり、日々の経費支出や収入の管理に至るまで、そのすべてを頼んでいる。この高池屋清之助と除痘館社中や大和屋喜兵衛(万延元年八月現在)とのあいだの取り決めは、「約定一札之事」という書類で取り交わされているが、『尼崎町壱丁目水帳』(一六〇頁の図32参照)への登記は高池屋清之助の名前だけとなっている。両者の信頼関係もうかがえよう。

高池清之介……高池屋清之介のこと。大阪の資産家で、緒方洪庵の歌会にも加わっていた。「高池屋」の屋号は幸田成友編『大阪市史』第四巻ではまず米商人、高池屋松次郎として文化年間(一八〇四~一七)にその名がみえ、高池屋三郎兵衛は天保年間(一八三〇~四三)や嘉永年間(一八四八~五三)の御用金や上納金文書にその名がある。同第五巻には、高池屋栄次郎が嘉永三年(一八五〇)時点の尼崎町一丁目年寄として記されている。
高池屋清之助は万延元年（一八六〇）八月、勘定元を引きうけて尼崎町一丁目（現、今橋三丁目）銭屋武兵衛の家屋敷を買い入れて、除痘館を移転した。町法にしたがって高池屋清之助を名義人に、同家手代脇屋文介を家主代行の管理人である家守とした。その買い入れにともなう種々の世話は右の主従に頼むこととなる。その仕事で尽力してくれたため、高池屋清之助は除痘館の世話方に加えられている。

名前人……江戸時代、氏名を公にしている人。親の名跡、または家督を受け継いだ人、すなわち戸主である。大阪で主に使われた。除痘館ではその名前人を高池屋清之助に依頼したというわけである。

手代脇屋文介……手代は幕府の役人などにも使われるが、商家では一般に番頭と丁稚との間に位する使用人をいう。奉公期間十年くらいで手代になった。ここでは高池屋清之助の手代として新しい尼崎町除痘館の家守をつとめた脇屋文介を指す。

家守……江戸時代、町人とは町内に家屋敷を持っている者をいうが、家主が他町の場合など、そこに住まない家屋敷には家守を置いた。家守は町方に対して家主に代わってその所有地を管理し、地代・店賃を取り立て、町役をつとめたが、町人に準ずるので半町人と言い、あるいは差配人ともいった。借家人はこれを大家・家主とも呼んだという。

買得普請……買得普請とは家屋敷を買い取り、住みやすいように普請することである。除痘館の場合、高池屋清之助を名義人として買い入れることであるから、高池屋清之助は町法を守り、除痘館の意向を受けて、種痘事業が円滑に進められるよう工事をすることを指す。

世話方……除痘館の世話方を指す。初代世話方は仁術の理念に同調した大和屋喜兵衛で、喜兵衛の別家、大和屋伝兵衛隠居所の離れ座敷を提供、その後も除痘館の世話方として管理その他、幅広い役割に尽力した。尼崎町除痘館への移転時に世話方となった高池屋清之助は、尼崎町除痘館の勘定元を引き受け、銭屋武兵衛の家屋を購入して除痘館の施設として整備する役目であった。いわば尼崎町一丁目へ移転した除痘館施設の購入と普請、町方への手続きなど一切を行ったのが高池屋清之助であった。世話方に加えたのはその功績による（「除痘館記録」）というが、その役割は大変なものであった。元治元年（一八六四）十二月の除痘館の規約改正（「大阪市種痘歴史」）には、

大和屋喜兵衛・高池清之助両人は、従来世話方に候得は、館内取締は不及申、当日無缺席、俗事万端尚更心切に世話可致事。

とその職務内容を規定している。それが簡単な仕事でないことはいうまでもない。高池屋清之助の世話人加入は、その仕事ぶりから除痘館がとくに頼んで引きうけてもらったのであろう。

甥家松本俊平……松本俊平は原老柳（左一郎）の門人であり、女婿でもあるが、俊平の父、松本節斎と原老柳は義兄弟の間柄なので、甥家ともいえるのである。原老柳は除痘館社中に加わったが、すでに年老いていた。このため、当初から松本俊平は老柳の代勤となり、一方では補助として除痘館組織を支えて活動し、老柳没後は松本俊平が代って社中となった。結果として松本俊平は、創設から閉鎖される明治六年（一八七三）まで二十数年間、大阪の除痘館に関わり続けたことになる。なお、大阪の医師番付には、万延元年（一八六〇）から慶応二年（一八六六）までの七年間、七枚の番付にその名をみることができる。

ところで、将軍家茂（いえもち）が入洛した文久三年（一八六三）と元治元年（一八六四）の両度、除痘館は幕府に病院として徴用され、また、慶応元年（一八六五）から二年の間、幕長戦争にさいしても同じく病院として供用された。松本俊平家は尼崎町除痘館のすぐ西に位置していたので、種痘業務は幕府に徴用のつど松本家で行われた。その結果、除痘館からすべての荷物が松本家に運ばれ、除痘館関係古文書も同家で保管された。何度も引っ越しを繰り返すうちに、それらの文書が松本家に残ることになり、のち松本俊平の嗣子、松本端がそれらの文書を整理して医学雑誌『刀圭新報』第一〜二巻（明治四十二〜四十三年＝一九〇九〜一〇）に「大阪市種痘歴史」と題して、十四回にわたり連載した。今日の大阪の除痘館研究の貴重な資料となっているのがこれである。松本俊平の果たした役割には興味深いものがあろう。

代勤……大阪の除痘館の趣旨に賛同し、社中として加わった原老柳は、当時六十七歳の高齢であった。そのため甥で、女婿で、門人でもあった松本俊平に除痘館の仕事を代勤させた。この場合はそのことを指す。ただし、松本俊平自身は原老柳の代勤である一方、当初から補助として加わっていた。老柳は除痘館の日常業務には参加しなかったが、その分苗活動で門人・知人・友人らに働きかけ、洪庵に次いで多くの関係者に分苗する機会を設けたが、これも俊平の代勤のうえに築かれたものであったかも知れない。

ちなみに、安政元年（一八五四）の老柳の没後は松本俊平が社中となり、その結果、俊平は除痘館の誕生から閉鎖までのあいだ、通して勤務した唯一の人となっている。

養子主税……大阪の蘭方系医家である日野葛民の養子、主税（春眠）のことである。日野葛民は、越前福井藩公用とされる牛痘苗（ワクチン）を京都から大阪に導入する仲介役であった日野鼎哉の弟で、緒方洪庵とともに笠原良策から分苗を受けた大阪の除痘館創設者の一人である。笠原良策から分苗を受けるにさいして葛民が橋渡しをなし、主要な役割を果たしたことはよく知られている。その葛民が安政三年（一八五六）十月に没したあと、葛民の養子、主税（春眠）が跡を嗣ぎ、除痘館社中となって活動した。前掲「大阪市種痘歴史」に収録されている除痘館関係文書によれば、安政五年（一八五八）当時、除痘館代表である「執事」（二名）には緒方洪庵とともに主税が名を連ねている。先代の葛民に対する報恩といえようか。なお、大阪の医師番付では、安政五年から慶応二年（一八六六）にかけての九年間に、八枚の番付に主税（ちから）の名をみることができる。

悴喜介（喜兵衛ト改ム）……大和屋喜兵衛は大阪の除痘館発足にさいして、緒方洪庵と日野葛民とともに力を合せ、除痘館を成立させた世話方である。その大和屋喜兵衛は安政六年（一八五九）七月に没し、子息の喜介がそれに代わるが、喜介もまた大和屋喜兵衛を襲名し、その後、世話方として除痘館の運営を助けた。

嗣子……嗣子とは家督を継ぐべき子供のことである。除痘館社中のうち村井俊蔵と中耕介はその嗣子がなく絶えたが、日野葛民は養子の日野主税、緒方洪庵は養子の緒方拙斎、そして大和屋喜兵衛は子息の喜介（二代目大和屋喜兵衛）が跡を嗣いだ。ここではその後継者を指す。なお、原老柳については、嗣子がいるものの、除痘館に直接関わらなかった（嗣子の原鼎は伊丹に在住し、嘉永二年十一月に分苗を受けた）ので、老柳の後継者は甥であり、娘婿であり、門人でもあった松本俊平が嗣いでいる。

林元恭……林元恭は除痘館発足当初から補助としてつとめ、その功績で安政五年（一八五八）から社中となった。元恭は発足当初除痘館の補助でありながら、嘉永三年（一八五〇）正月には摂州難波村で分苗を受けている。おそらく除痘館社中と協議のうえ、一定の方針のもと分苗を受けたのであろう。なお、大阪の医師番付には、弘化二年（一八四五）から元治元年（一八六四）に至る二十年間にわたり、十五枚の番付にその名をみることができる。

補助……除痘館における組織の一職名である。当初、除痘館は中心となる社中と世話方、若手の補助、それに協力者からなっていた。社中は熟練の医師を指し、補助は原則として若手の医師であった。年月の経過とともに社中の死亡によるメンバー交代（例えば、社中原老柳の死亡により甥家で補助の松本俊平が跡を嗣いだ）や、補助として長年つとめ、功績が認められて社中になる（林元恭は補助十年目で社中になった）などのケースがあった。安政三年（一八五六）に除痘館に加わった青山董（東）太郎は「筆者」という初めての職種で加わったが、一般には補助としてあつかわれた。高安丹山は補助として安政五年に除痘館に加わっている。

高安丹山……高安丹山は本姓香川氏。天保八年（一八三七）大阪の今橋一丁目に生まれ、のち瓦町二丁目の高安杏山に養われた。安政三年（一八五六）二月、二十歳の時、適塾に入門したが、同年に高安杏山が没し、高安家を継いだ。大阪の医師番付には安政五年（一八五八）から明治十八年（一八八五）に至る二十八年間に、十三枚の番付にその名をみることができる。安政五年春に除痘館の補助に加わったが、卓越した仕事ぶりから、年月不足ながら文久二年（一八六二）には社中の列へ加わり、除痘館を支えている。それについて前掲「大阪市種痘歴史」には、次のように記されている。

高安丹山氏（後高安病院長高安道純ト改称）ハ、名護町（現今日本橋南）ニ出張シテ、乞児ニ金銭ヲ与ヘテ其児輩ニ種痘ヲ行ヒ、続苗ヲ企テラレタルモ、皮膚病多ク、且ツ摩損甚シク、或ハ掻破糜爛シテ、一モ用ヲ為サヾリシト云フ。社中ノ辛苦惨憺、実ニ追想ニ堪ヘザルナリ。

次いでまた、それに関連して、同じく「大阪市種痘歴史」には、

一、高安氏事、豫而精勤之処、当夏麻疹流行に付、社中一統勤方不行届之折柄、痘苗連綿之為、殊に丹精を抽て、自家之業を顧みず、炎暑之苦を厭はず、勉強有之候事、容易ならざる抜群之勤労感入候義に付、未だ年月は不足候へども、其賞として、以来壬戌［文久二年］七月十九日社中之列に加へ申度存候事。

とある。

なお、高安丹山は右の記事にも示されているように、のち道純と改め、明治以降も大阪仮病院や大阪府に出仕して種痘や伝染病の予防に尽力し、また高安病院長として活躍した。明治三十九年（一九〇六）六十九歳で没している。

日野鼎………日野鼎は日野鼎哉の子息である。南日野氏（鼎）とも呼ばれ、安政六年（一八五九）秋に補助になった。わずかの勤務年限しかなく、格別の勤労もないが、日野鼎哉の厚志に応えるため、文久二年（一八六二）に社中の列へ加わった。日野鼎哉の厚志とは、長崎から送られてきた牛痘苗（ワクチン）を大阪の除痘館に分苗するように、越前福井藩の笠原良策に働きかけてくれた最大の恩人だからである。慶応三年（一八六七）四月の種痘館の記録には、日野鼎を「種痘館出席医師総代」と記しているが、これからも日野鼎がその後除痘館を支えたことがうかがえる。

青山菫太郎………青山東太郎とも記される人物。この菫（東）太郎については、安政三年（一八五六）秋、除痘館で初めて「筆者」という職名で補助の列に加わり、元治元年（一八六四）十二月まで勤務したと記さ

れている。大阪の除痘館の繁忙期を新しい職種で支えた一人といえようか。なお、「除痘館記録」においては青山董太郎とあり、「大阪市種痘歴史」においては青山東太郎と表記されている。安政五年（一八五八）版の大阪の医師番付に、「青山藤太郎」とあるのもそれであろうか。

筆者………除痘館では「筆者」という職名は初めてであるが、書記、すなわち記録係的な役割を果したのであろうか。ただし、「除痘館記録」に、「丙辰（安政三年）秋より筆者として補助の列に加える」とあるように、あつかいは補助で、除痘館関係の記録にもとづいて書かれた「大阪市種痘歴史」でも青山董（東）太郎は「補助」となっている。「筆者」というのは、安政三年（一八五六）当時、牛痘種痘がようやく軌道に乗り、繁忙期をむかえたが、そうなると種痘を受ける人を記録するなど事務的な仕事も当然増える。あるいは、そのために設けられたものかも知れない。

一銭の利を私（わたくし）ニせしことなく………大阪の除痘館の社中は基本的に無報酬であった。この文言はその意識を謳いあげたものである。それに関して、除痘館の事業を安政四年（一八五七、除痘館創立九年目）十一月七日の「除痘館申合約定」にそって記すと、次のようになる。

「銘々自家之為に非ず、広く世上之患難を助んための仁志にて創立せし事故」、本来は謝金、すなわち種痘の礼金を受け取るべきではないが、非力の医家の集まりなのでやむを得ず礼金を受け取っている。したがって、「たとひ有余金出来候共、決而銘々之利徳と不致、貯へ置候而、又々仁術を施すの一助」とするというのである。ただ、「開館記念日は例年仕来候反物（筆者注：着物に仕立てる前の布地一着分）配当」をしていたとみられる。

右の「除痘館申合約定」は嘉永二年（一八四九）の大阪の除痘館創設にさいして、緒方洪庵と日野葛民・大和屋喜兵衛の三人が仁術の精神にもとづき、「向来幾何の謝金を得ることありとも銘々己レか利とせす、更ニ仁術を行ふの料とせん事を第一の規定とす」という誓いを立てたことに端を発しているが、除痘館社中はその後もその誓いをつらぬいてきたといえるであろう。

しかし、年月の経過とともに謝金が蓄積される一方で、新規の除痘館参加者のなかには金銭的に苦しい人も出てくるようになった。そこで、金銭に困っている人には除痘館の残金一口相当分を一定条件で貸し出した。安政五年（一八五八）は開館十年目にあたるため、創立記念日の十一月七日には内祝いとして若干の祝い金を支給している。さらに、十二年目の万延元年（一八六〇）十一月には「館金議定」の約定により、毎年十一月に一年間の余剰分を人数割りし、各自に与えることとしたが、原則として謝金は一銭も自己のものとしていないという意識を除痘館社中は持ち続けていた。

越前侯の恩徳………越前侯、すなわち越前福井藩主松平慶永（春嶽）の恩恵を指す。嘉永二年（一八四九）九月、笠原良策らの進める越前福井藩の牛痘苗導入計画に関連する牛痘苗（ワクチン）が、長崎から京都の良策の師、日野鼎哉のもとに到着した。これは藩主の下命による福井藩公用の牛痘苗とされていたが、良策や鼎哉の理解で福井藩公用の牛痘苗の保存と備蓄という観点から緒方洪庵らのもとに分苗された。これによって大阪の除痘館は開設に至るが、その意味では、除痘館の継承・発展のもといは福井藩主松平慶永の恩恵にある。そのため、ここでは、除痘館関係者にとってその恩徳は何物にも代えがたいことを示している。

幕末期、牛痘種痘法の効能はかなり知られるところとなっていたが、牛痘苗輸入を実現させるのはきわめて難しいことであった。福井藩に関わる牛痘苗輸入計画の概要は次の通りである。

弘化元年（一八四四）頃、越前には悪質の天然痘が流行して多くの死者がでた。京都の日野鼎哉から牛痘種痘の効用を学んでいた福井藩の笠原良策は、藩主の松平慶永に対して弘化三年（一八四六）五月と嘉永元年（一八四八）十二月に嘆願書を提出、白神痘苗（はくしんとうびょう）（牛痘苗）を中国（清）広東省あたりから取り寄せることを願い出た。実は良策自身妻と子供二人を天然痘で失っていた。幸い願いは許されて幕府に提出され、嘉永元年、老中の阿部正弘は長崎奉行にそれを指示するに至っている。またその一方、福井藩は、別のルートで長崎から牛痘苗を取り寄せる独自の計画を進めていた。それらはいずれも中断した形となるが、藩主や幕府によって牛痘苗の取り寄せが認められた意味には大きなものがある。その福井藩ルートでの牛痘苗取り寄せに理解を示し、計画を進めたのが藩主の松平慶永であった。英邁（えいまい）なる藩主にしてはじめてできた決断で、この時、松平慶永はまだ三十歳になったばかりであった。

良策、鼎哉の厚恵……大阪の除痘館創設時における笠原良策と日野鼎哉の厚恵を指す。その厚恵とは次のようなものである。

日野鼎哉はシーボルトに学んだ蘭方医で、牛痘種痘に多大の関心を寄せていた。鼎哉の門人、笠原良策も牛痘種痘法を学んでいた。幕府から長崎奉行に牛痘苗の取り寄せを命じてもらったが、事は必ずしも順調には運ばなかったので、笠原良策は直接長崎へ出掛けようとしていた。

一方、佐賀鍋島藩が長崎のオランダ商館に依頼していた牛痘苗（ワクチン）が、バタヴィア（現、インドネシア）から嘉永二年（一八四九）六月に到着した。良策が長崎に出掛ける途上、京都の師、日野鼎哉宅に立ち寄ると、以前から内々に牛痘苗取り寄せを依頼していた長崎の頴川四郎八から牛痘苗八痂がすでに届いていた。そこで、早速その痘痂で接種を試みたところ、最後の一痂が桐山元中の三歳の子供、万次郎に善感し、京都の日野鼎哉や福井の地で牛痘種痘を展開するもといとなった。ただ、大阪への分苗は藩の痘苗であるとして笠原良策がなかなか諒解しなかったが、痘苗保存の観点から大阪の除痘館にも分苗してはどうかという日野鼎哉の助言もあって、良策も了承して、大阪の除痘館への分苗の道が開かれた。それだけに笠原良策と日野鼎哉の厚恵は忘れがたい恩義であった。

（古西義麿）

第二部

天然痘対策と除痘館活動

第一章　天然痘対策と緒方洪庵

I　天然痘との闘い
――種痘法の開発と根絶宣言への道――

米田該典

WHOの天然痘患者根絶宣言

世界保健機関（WHO）が地球上から天然痘患者が撲滅されたとの宣言を出したのは一九八〇年（昭和五十五）のことであった。すでに三十五年が経っている。そのためか、近年では天然痘の名を聞いても知る人が少なくなってしまった。若い人たちだけのことではないかと年配の方はいうが、中年の方でも知る人は少ない。これは、幼児の頃に種痘を受けた人が少ないのだから仕方がないことである。とくに天然痘患者の根絶宣言があって以来、世界中で種痘は行われなくなってしまった。日本に限っても天然痘患者が国内で発生したのは根絶宣言の二十年以上も前のことで、それは一人の患者が確認されたことであった。患者は海外で感染して帰国しており、国内で感染したのではないことが分かったという例であった。そんなことから、根絶宣言のかなり前からすでに種痘は行われなくなっていたこともあって、種痘を受けていない人がほとんどとなってしまった。それだけに、天然痘は過去の病いである、との言を聞くことがある。たしかに、天然痘の患者は過去三十年以上も発生していないのだから、過去の病いであるといってもいいのかも知れない。でも、本当にそうなのだろうか。

ＷＨＯの発した根絶宣言は、天然痘を根絶したというのではなく、地球上から患者が発生しなくなった、と宣言しているだけである。

どんな病いにしろ、この地球上からなくすのは大変なことで、まさに驚天動地の出来事である。とくに、ひとたび流行すれば悲劇的な損害を人々に残すような伝染病が地球上から根絶できれば、今後普通の生活をする限り、もう感染することはない。感染症（伝染病）と闘う人たちの究極の目的は、病いである以上感染源を根絶することにある。でも、病原の根絶はできなくても患者の発生だけは阻止したい、との熱い思いがある。それを果たしたのが一九八〇年にＷＨＯが発した天然痘患者の根絶宣言である。

ところが、この闘いが熱を帯びていた十九世紀半ば以降には病原に細菌類が、そして二十世紀にはウイルスが深くかかわっていることが分かってきた。細菌に対して抗生物質という強力な武器が開発されたのは、細菌の科学が興ってから百年近く後であった。さらにウイルスとなると、一つひとつの分類学的な種のことは分かっても、ウイルス全体を説明することができないほどで、その性質は常に変容、変質を続けている。ウイルスの危険性が認識されてからまだ半世紀が過ぎたにすぎない。普遍的な対策がいつになるかと思えば、気が重くなる。でも、

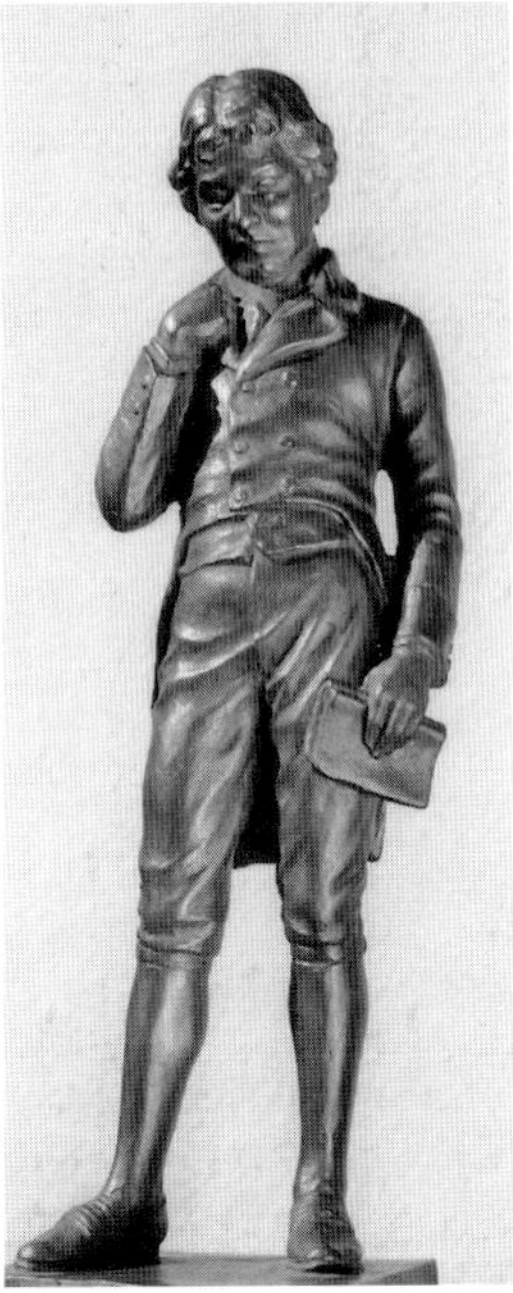

図１　E・ジェンナー立像（米原雲海作の縮尺・模造／昭和58＝1983年作）

そんな細菌やウイルスのことなど全く分からない時代にウイルス性疾患の一つ、天然痘の対策に挑戦したのがイギリスの医人エドワード・ジェンナー（Edward Jenner）であった（図１）。そして、その牛痘種痘法という成果は、

二百年を経て地球上から患者を根絶する宣言となって結実している。当然のことだが、その二百年の間には医科学の進歩という裏づけがあったと考えたいのだが、どうみてもその気配がない。というのは、ジェンナーの手法は患者の治療ではなく、病いに罹（かか）らないように予防するということに立脚していた。予防となれば、地域による病気の有無などを調べる疫学的な調査から道が開ける。でも、治療であれば病因や病理のことが分からないと難しい。

　天然痘対策の歩みをみていると、まさにその姿をみることができる。

天然痘との闘い

　では、そんな病いである天然痘といつの頃から私たちの先祖は付き合ってきたのだろう。天然痘は熱帯地域を発生地とする病いで、元来日本にはなかったようである。しかし、古代には仏教が渡来していたように、南方・西方から多くの人や文物が渡ってきた。そのような当時の世相は、史書として知られる『古事記』や『日本書紀』などに書きのこされている。そのなかで「疾病」「疫病」「瘡患」「瘡」などの文字にしばしば出会う。これは病いのことだが、ではどんな病いなのだろうかとなると簡単には決められない。それでも前後の記事からみて、天然痘がそのなかにあってもおかしくはないと理解されている。

　のちのことになるが、奈良時代の『続日本紀』という史書のなかに、天平七年（七三五）に「天下患豌豆瘡、俗曰裳瘡、夭死者多」と記されている。これは、世に豌豆瘡（わんずかさ）、俗に裳瘡（もかさ）ともいう病気が流行し、年若い子供たちに多くの死者が出た、という記録である。「豌豆瘡」や「裳瘡」は天然痘の当時の呼び名であった。これが、天然痘の流行についての最も確かで古い記録であるが、病いを明確に区別していることは、こと天然痘に関しては、正しく認識していたことが分かる。
また『続日本紀』には、天平九年（七三七）その病いが夏から秋にかけて流行し、これまでにないほどの死者を出したと記されている。これらの流行はいずれも九州筑紫に発生し、広がったものであるが、この時は外来の病いから流行したことを暗示している。

この記事を残すことができるまでには、永年にわたっていくども流行に出会い、数多くの患者をみてきた経験を積み重ねていたのであろう。それは天然痘が個人のことではなく、社会全体にとって難病であるとして、早くから天然痘と向き合ってきたからこそ生み出されてきたことなのだと思う。見方を変えれば、それほどまでに古くから天然痘が国家までをも苦しめてきたことは間違いない。でも、当時の人々にとって天然痘に対してなす術などはなく、ただ恐れおののくばかりで、神仏にすがり祈るしかなかった。

天然痘は地域限定の病いではなく、世界中でしばしば流行していた。世界で最も古い病例として知られるのは、紀元前一一五七年古代エジプトのピラミッドに埋葬されたラムセスⅤ世ほか三体のミイラに、痘瘡を患（わずら）った痕跡をみることができることである。それほど古い時代から、身分の貴賤を問わず世界中の人々が悩み、恐れていた病いでありながら、それに対して人々は神や仏にすがることしかできなかったことはわが国の情況と変わらない。

現在の医学からみた時、天然痘に対して納得できる方策は、一七一三年にギリシャと中国で発表された人痘種痘法にはじまる。たがいに独立して開発されたようだが、技術的には類似している。わが国での種痘史と関係が深い中国式のことを紹介しておこう。

中国式の技術とは、天然痘患者から得た漿苗（しょうびょう）（痂に含まれる漿液）、旱苗（かんびょう）（乾燥した痂や粉末）、衣苗（いびょう）（病者が着用していた衣服）、水苗（すいびょう）（水に溶く漿液）など四種を苗として、健康な時に体内に取り込ませ、抵抗力を作

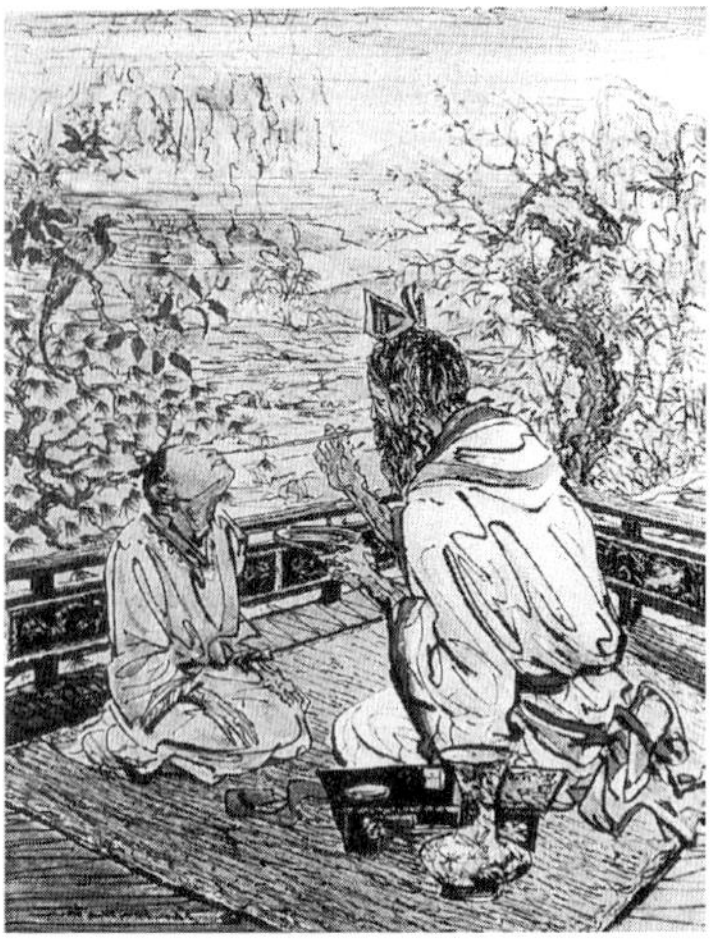

図2　中国式人痘経鼻旱苗法の図

り出そうというもので、それぞれを適宜使い分けていたという（図2）。この方法と考えはきわめて合理的で、現在からみてもすでに確かな技術である。このような技術が一朝一夕にできるものではない。発表・公開されたのは中国・清の時代であったが、技術としては先の明の時代にはすでに確立していたとの意見もある。

この公表をきっかけとして、各地ですでに用いられていたさまざまな種痘法の発表・公開があったが、その後に残ったのは、世に中国式・トルコ式と呼ばれる方式だけであった。これらの接種法はすでに医療技術といえる水準に達していて、きわめて合理的であり、現在の目でみても、ほとんど種痘法（接種法）としては完成していたといえるほどである。

人痘種痘とはその字に示す通り、天然痘に罹患した患者から得た痂や漿液を得て、感染力を弱化させ、それを健康な人に発病しない程度に種えて人為的に感染させ、抵抗力を体内に作らせておこうとする方法である。言い換えれば、種痘は体力のある（健康時）うちに軽症の病状を作りだし、病いに対抗できる免疫力（抗体）を体内に作りだすことで、一度できた抗体はその後も持続し、罹患することはなくなる、とする免疫の考え方である。事実、人痘種痘を受け、抗体のできた人はその後にあって感染することはなく、罹患することはなかった。

人痘種痘法がわが国の長崎に伝わったのは中国の李仁山による。延享元年（一七四四）のことであった。その後のことは明らかでない。ただ、直接教育を受けたのではないだろうが、緒方春朔（しゅんさく）（一七四八～一八一〇／図

３）や長与俊達（一七九〇～一八五五）らは種痘技術をわがものとして人痘種痘を行っていた。彼らが用いた接種技術は確立されていたようで、天然痘の流行時には大いに効果を上げていたし、彼らのもとでは、人痘種痘によって新たな流行が引き起こされることはなかった、と伝えている。しかし、種痘術を十分にわきまえた人材は少なく、時に種痘から生じる流行を避けることはできなかった。そのため有技術者の教育が必要であったが、接種と教育、そして時に起こる流行への対応を求められても、個人で行えることではなかった。それが彼らの悩みの種であった。

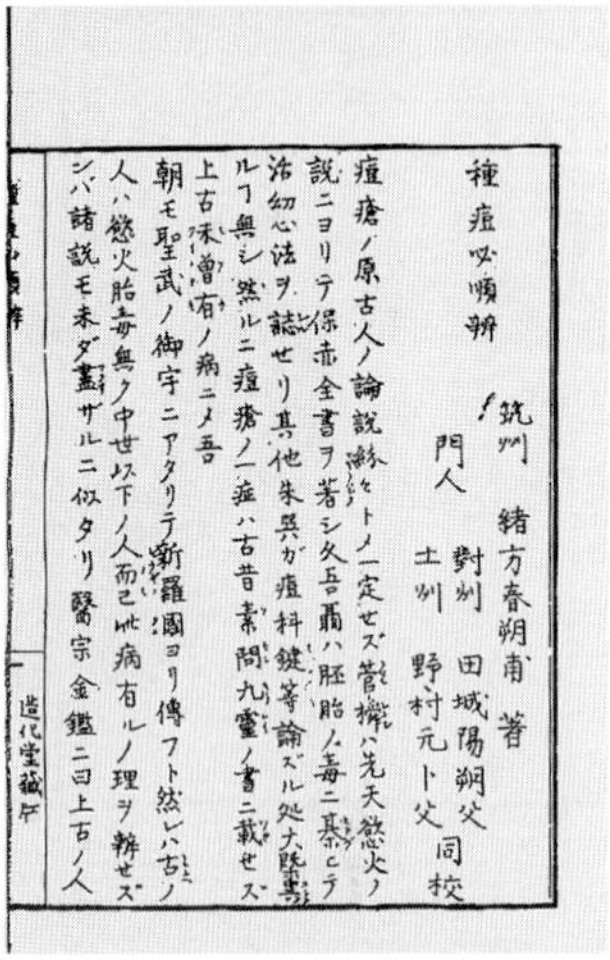
種痘必順辨
筑州　緒方春朔甫　著
門人　對州　田城陽朔父
土州　野村元卜父　同校
痘瘡ノ原古人ノ論説紛々トシテ一定セズ蓋撥ハ先天慾火ノ
説ニヨリテ保赤全書ヲ著シ又吾邦ハ胚胎ノ毒ニ基テ
治幼心法ヲ誌セリ其他朱巽ガ痘科鍵等論ズル処大ニ堅
ルヿ無シ然ルニ痘瘡ノ一症ハ古昔素問九靈ノ書ニ載セズ
上古未曾有ノ病ニシテ吾
朝モ聖武ノ御宇ニアタリテ新羅國ヨリ傳フト然レバ古ノ
人ハ慾火胎毒無ク中世以下ノ人而已此病有ルノ理ヲ辨セズ
シバ諸説モ未ダ盡サザルニ似タリ　醫宗金鑑ニ曰上古ノ人
造化堂藏版

図３　緒方春朔『種痘必順辨』（巻首／部分）

人痘種痘と牛痘種痘の言葉は似ている。しかし、病理は全く異なっているが、考え方には違いはない。痘苗（とうびょう）を得る素材が罹患した人（人痘）か、牛（牛痘）かで異なるだけではない。困ったことに人痘種痘を行った患者のなかには天然痘を発症して、時に大流行に発展することがあったようだ。それに対し、牛痘種痘では再流行の例がなく、人痘種痘に比べると、はるかに安全であることがすでに知られていたこともあって、世界中で急速に牛痘種痘に切り替えが進んでいた。しかし、牛痘種痘が本格的に日本で行われたのは五十余年も後のことであった。

牛痘種痘法の移入と伝播

わが国の洋方医たちもすでに海外での牛痘種痘のことをオランダ商館を通じて見聞していて、牛痘種痘を渇望する思いは商館のオランダ人たちと変わらなかった。それだけに、十九世紀に入ると牛痘苗を持参して来日したオランダ商館医や、導入をはかった商館長は少なくない。シーボルト（Philipp Franz von Siebold）もその一人であった。シーボルトは日本に来る前、バタヴィアのオランダ東インド会社で牛痘苗を得、それを持参して来日し、長崎で牛痘種痘を行ったようである。しかし、成功することはなかった。それについての記録は乏しいが、牛痘苗輸送中の保存の失敗にあったと思う。熱帯のバタヴィアから一週間以上の行程のうえ、夏季の輸送とあっては、日本に到着した時には失活していたはずである。その失敗は歴代のオランダ商館医や館長による痘苗導入での努力でも繰り返されたのであろう。それはわが国に活性ある痘苗が伝来した前年まで失敗を繰り返している。

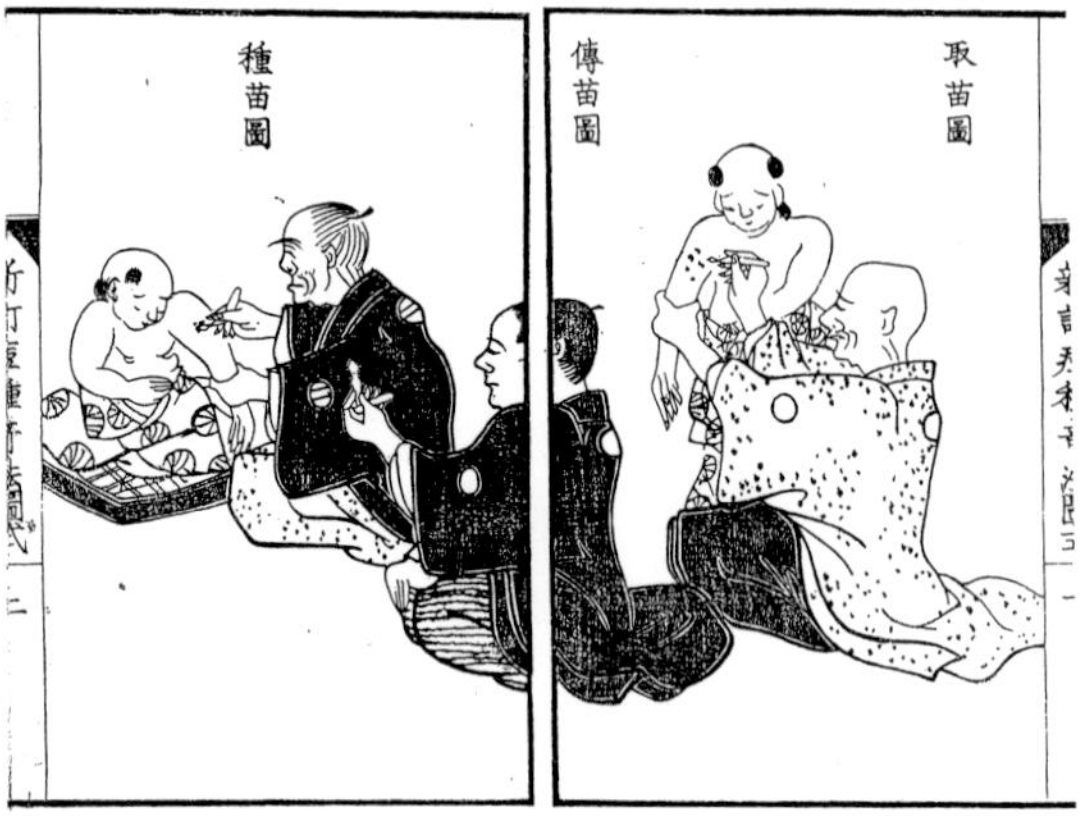

図４　牛痘種痘法「取苗・伝苗・種苗」図
（広瀬元恭校『新訂痘種奇法』嘉永２＝1849年）

嘉永元年（一八四八）オランダ商館医を任ぜられたモーニケは、来日にさいして牛痘苗を持参していた。しかし、持参した牛痘苗は失活していた。シーボルトの時と同じく漿液による持参であったようで、同じ過ちの繰り返しであった。この時、オランダ商館に牛痘苗を依頼していたのは、佐賀藩主の鍋島直正や薩摩の島津斉彬であった。この事態に気づき、それとなくアドバイスをしていたのが唐通事たちである。彼らは、中国から人痘種痘の痘苗を輸入するには、乾痂を用いているとの経験談を伝えたのであった。このことを知ったモーニケは、翌年バタヴィアから漿液と乾痂を長崎に持参させている。そして届いた痘苗のなかに活性ある乾痂を見出し、念願の牛痘苗の導入を果たしたのである。ここに至って、わが国にも牛痘種痘を行う素地ができたことになる（図４）。

では、種痘とはどんな技術なのか。医者は患者に向かい合った時、それがどんな患者であろうと、診察・診断・施療・判定など一連の作業をする。それぞれの段階には、専門的に研ぎすまされた技術と判断力が必要である。それは種痘においても変わりはない。

まず、用意した痘苗液を種痘針につけ、上腕の表皮直下に小さい傷をつけてすり込む。その箇所は通常、五～六か所である。接種としてはそれだけの作業であるが、体内に抗体ができるまでに通常五～六日が掛かる。その後、接種した箇所を実視して、善感したことを確認しなければならない。接種した場所の様子はさまざまで、接種を受けた子供の個人差などもあろうが、接種する時の技術の拙劣によることも大きい。また、それ以上に善感したかどうかの適確な判断が重要である。接種を行う医人は確かな技術と判断力を保持し、常に研鑽を続けなければならない。しかも、当時の医人にはそれだけではなく、活性ある痘苗を確保し続ける努力が必要であった。痘苗は生き物である。痘苗は良質でなければならない。痘苗を継続して確保するためには高度な技術が必要である。一人前の種痘医となるためには多くのことがもとめられる。

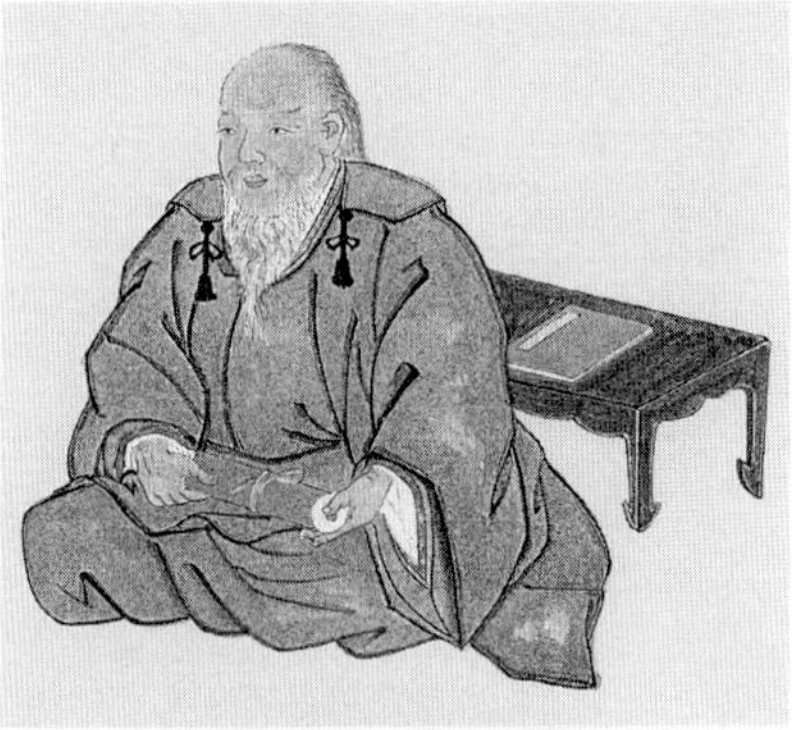
図５　緒方春朔画像

種痘医を育成し、教育するためには、技術教育が可能な施設が必要なことは分かっていた。最初の種痘教育は筑前秋月（現、福岡県朝倉市）の緒方春朔（図５）の自宅であったようで、門人帖と名簿が残されている。そこでは医療技術としては人痘種痘法の教育であったが、すでに述べてきたように、痘苗が人か牛かの違いで接種技術には違いはない。やや遅れて、長崎の隣藩、大村藩内の古田山では、藩医の長与俊達によっ

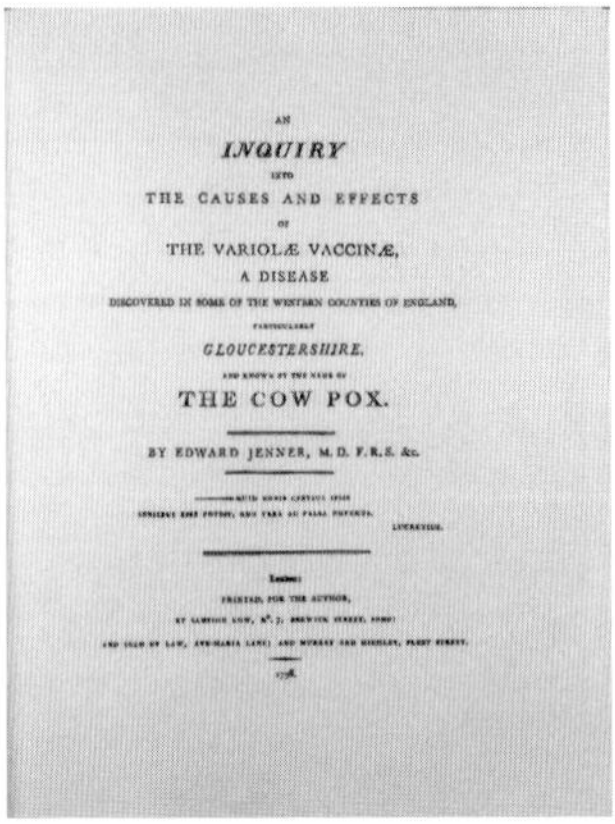

図6　E・ジェンナー『牛痘の原因および作用に関する研究』（中扉／1798年）

て天然痘の施療病院が開かれ、そこでは小規模ながら種痘医の教育をも行っていた。それらの施設から種痘医は育っているが、多くは九州内部にとどまり、全国に広がることはなかった。

そうした折、一七九八年にイギリスのバークレイの医者ジェンナーが、安全なワクチンに関して「牛痘の原因および作用に関する研究」と題する論文をロンドンで発表した（図6）。そこでは、発表の二年前ジェンナーがフィップス少年に牛痘種痘を行い、その後、天然痘に感染しないことを確認したと報告していた。ジェンナーはじめ多くの医人は、その後も同様の実験を繰り返して行い、感染しないだけでなく、再感染もないという結果を得たことを報告している。これによって、安全な牛痘種痘ワクチンが広く供給されることとなった。

余談になるが、ジェンナーについては以前の小学校の教科書に紹介され（一八四頁の図40参照）、各種の児童書にも書かれていた。なかにはジェンナーは自分の子供に接種したと書いてある本も少なくない。とすれば、どちらが正しいのかとの疑問もある。でもジェンナーは十年ほど前に子息に種痘を行っている。その時は牛からではなく豚から得たワクチンを用いており、接種は成功・発効したとはあるが、ワクチンが継続的に確保できなかったことから、追加の試験ができなかったようである。その後、牛からならワクチンを大量に得られることを知ったことで、改めて牛痘苗による接種実験を行い、公表に踏み切った。ジェンナーは二度にわたって接種を試験しているが、そこには十年余りの時間が流れていた。

その後の牛痘種痘の拡散の勢いは眼を見張るほどで、ほぼ十年で世界中のほとんどの地域に伝苗され、牛痘種痘は広がっていった。しかし、わが国への伝苗はジェンナーの論文発表から五十年もの年月が経った嘉永二年（一八四九）のことで、モーニケによって活性のある牛痘苗が到来したことにはじまっている。しかし、接種については方法・道具・判定などは今までの人痘種痘となんら変わらないことをも知ることとなった。モーニケは長崎にいた佐賀藩医の楢林（ならばやし）宗建の孫に接種したという。宗建は善感を確認するや佐賀藩に伝え、門弟によって藩主の孫女に接種するかたわら、江戸の藩主鍋島直正、藩医の伊東玄朴に痘苗を伝え、藩邸で接種が行われている。また、オランダ商館からは唐通事を通じて京都の日野鼎哉（ていさい）のもとに痘苗は送られ、そこから京都の医人だけでなく大阪の緒方洪庵や越前の笠原良策に伝えられている。緒方洪庵はその牛痘苗を用いて除痘館を開設し、市民に接種を行うかたわら、種痘医という限られた分野の医人ではあったが、医療技術者の教育・育成に力を入れ、教育研修を修了した人々に種痘医免許を出して、種痘の拡散をはかっている。

洪庵をしてそこまで牛痘種痘に駆り立てたのは何であったのであろうか。

緒方洪庵と大阪の除痘館

嘉永二年の暮れに大阪に除痘館が開かれたが、そのちょうど十年前、洪庵は長崎遊学からの帰途、故郷にあって親族に種痘を行っている。その時は人痘種痘である。結果的には何ら効果がなかったことで伝えられることは少なく、痘苗のこと、接種方法のことなど詳細は分からない。

でも、接種を受けた子供たちは、抗体ができる間もないうちに発病している。接種時にはすでに感染していたのではないだろうか。その時、備前の国では天然痘が流行していたとの記録がある。そんなことがあり、天然痘対策に大きな関心を寄せていた洪庵にとって、きわめて残念な思いであったに違いないが、確かな接種技術の習得が必要なことを知った。

しかも、これは医人として独り立ちできるか否かという時期の洪庵にとって大事件であったはずである。その時の思いが洪庵をして、安全かつ確実な種痘法を熟知した医人を教育し、医技術を広めることに駆り立てたのではないだろうか。

医知識の教育だけなら適塾でもできた。しかし、医技術の教育を担うには除痘館の開設が必要である。開かれた除痘館は多くの市民や近郷の人々に接種を行った。加えて、そこで技術教育を受けた医人たちは、自らの在所に接種を行う施設を開き、痘苗に不都合がある時には融通するなど、互いに交流することで強力なネットワークを作り上げていた。

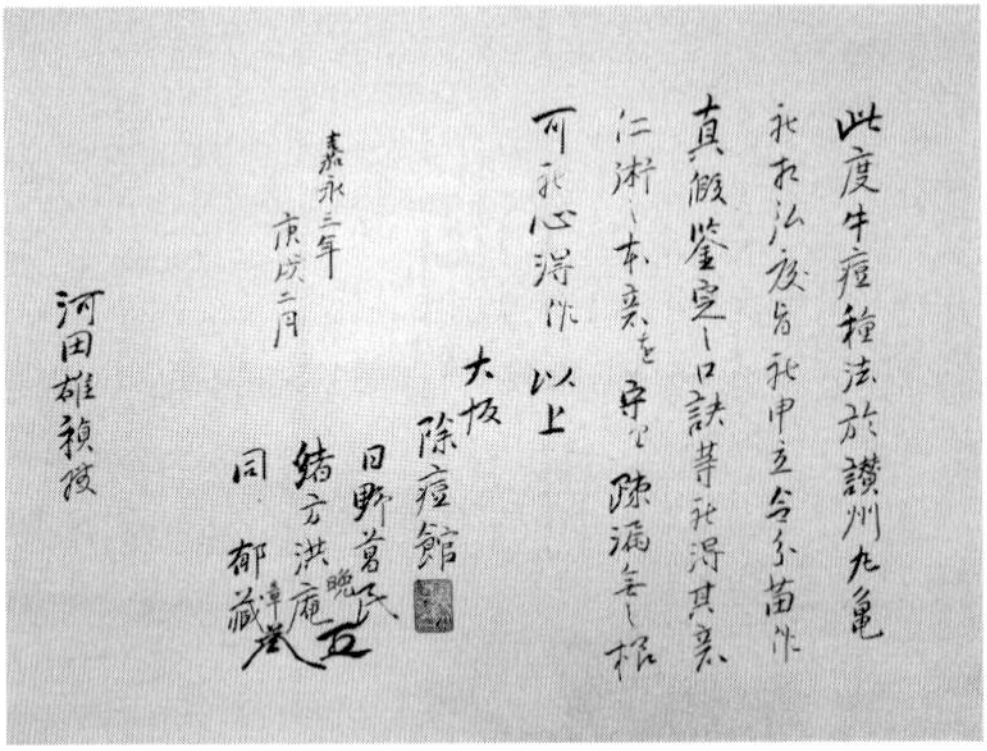
此度牛痘種法於讃州丸亀
真假鑑定之口訣等我得其意
仁術之本意を守て
可永心得候　以上
嘉永三年
庚戌二月
大坂
除痘館
日野葛民
緒方洪庵
同　郁蔵
河田雄禎殿

図７　除痘館「分苗免状」
（河田雄禎宛／嘉永３＝1850年）

その除痘館は安政五年（一八五八）官許を得た種痘所となった。その結果、先にはじめていた種痘医免許（図７）は公的な医療免許として付与することとなった。ここにわが国の医療制度では、はじめての公認医師免許が誕生したことになる。そして、二年後の万延元年（一八六〇）、当初古手町（ふるてまち）（現、大阪市中央区道修町四丁目）に開かれた除痘館は、すでに手狭（てぜま）になったことから移転をしている。そこは現在、除痘館記念資料室のある尼崎町（現、大阪市中央区今橋三丁目）であった（巻末参照）。

この移転を機に、洪庵は除痘館の歩みを一巻の紙幅に記している。

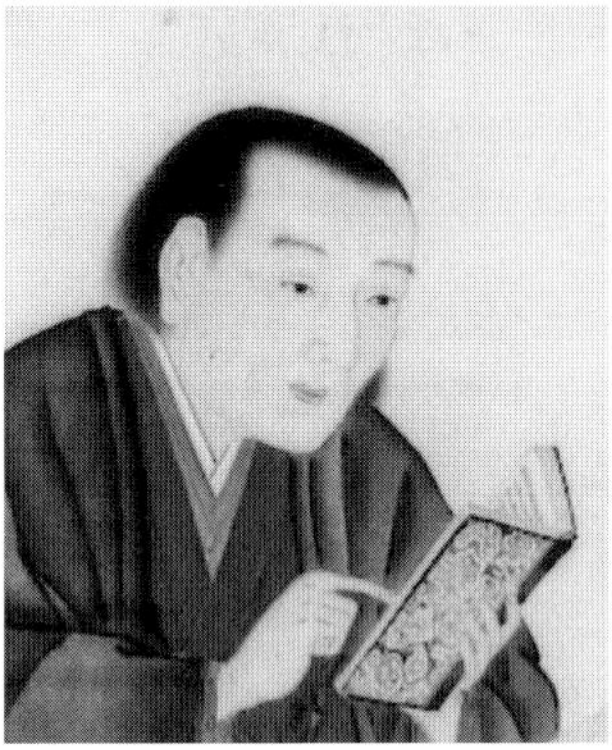

図８　緒方洪庵画像（篠崎小竹賛・南譲筆／嘉永２＝1849年）

それはいくどか推敲され書き直されたようであるが、牛痘苗の入手の経緯にはじまって、官許を得るまでの経過を詳しく記している。百五十年以上も前の記録であるが、わが国で組織だった種痘接種を全国規模で広め、種痘医としての医療技術教育をも進めた大阪の除痘館の経緯を記したものである。文章に登場する人物は多く、彼らの関係が分からないと読みやすいとはいえないが、そこに目をつぶって拾い読みするだけでも心躍る文章である。

洪庵（図８）の自筆の書簡となると筆者には拾い読みさえできないほど難しいが、「除痘館記録」は楷書体で丁寧に書かれていて、読み易いだけでなく、文章も分かりやすい。ただし、それを書きとどめたのは長尺の書であるが、題箋はない。緒方家では杉箱に納められ、家宝として伝わってきた。その木箱には「除痘館記録」との墨書がある。誰が箱書をしたかは分からない。でも、そのことから、この書は「除痘館記録」と称している。

直視されるワクチン療法

現在では種痘のことは改めて学ぶ必要のない医療かも知れない。特殊な例を除いては種痘を行うことはない。過去の技術としてもよいのかも知れない。わが国では延享元年（一七四四）に中国の李仁山が長崎に人痘種痘法を伝えてから、昭和五十五年（一九八〇）世界保健機関（ＷＨＯ）によって地球上から天然痘患者がいなくなったとする根絶宣言まで、実に二百五十年ほどの時間が経っている。でも、その間、接種技術・器機などはほとんど進展・変転することはなく、維持・承継されてきた稀有な医療法である。

現在、天然痘患者の根絶宣言から三十五年が経った。種痘は、もうすでに多くの人たちの記憶から消えつつある。しかし、見方を変えると、現在のように天然痘と同類のウイルス病が数多く報告されている。その対策にもとめられるのはワクチンであって、種痘を支えてきたワクチンと同義語である。病いごとにワクチンは異なり、製法もさまざまである。でも、ワクチンの目指すところに変わりはない。現在、各地で起こる疾病は複雑で、それも世界的に広がる様相をみせるが、多くはウイルスによる病いであって、そんな病いが時として流行する状況では、免疫療法の代名詞のようなワクチンによる治療は重要である。でも、現在のさまざまなワクチン療法が種痘を出発点として発展してきたことに思いを致すと、実に多様化したワクチン療法の歴史的側面を考えることが単なる懐古趣味でないことは理解していただけると思う。そして、重要なことは、ワクチンによる療法は治療ではなく予防であることである。現在のように複雑な社会や環境では、治療から予防へと考えを変えることも必要である。

世に「健康」という言葉が普通に使われている。でも、江戸時代末頃ではその言葉をみることは多くない。しかし、緒方洪庵は自著のなかでいくどか「健康」の語を使用している。それで健康の語の発明者は洪庵であるという人もいるが、そのことを検証したことはない。しかし、江戸時代末期、「健康」を意識した医人で教育者の洪庵は、「除痘館記録」を遺している。その「除痘館記録」をみていると、ワクチンで病いを予防し、みんな「健康」であって欲しい、と語りかけているように思えて仕方がない。贔屓の引き倒しになるかも知れないが、時間があれば本書だけでもひもといていただくことを願う次第である。

Ⅱ　緒方洪庵と「除痘館記録」

浅井允晶

牛痘種痘法と大阪の除痘館

「除痘館記録」は、緒方洪庵（一八一〇〜六三）が自ら記した天然痘（痘瘡）との闘いの拠点、大阪の除痘館の成立と展開についての記録である。

緒方洪庵といえば、大阪の蘭学塾で知られる適塾を開き、福沢諭吉・佐野常民など近代日本の形成を担ったいくたの人材を輩出する一方、蘭学や西洋医学にもとづく研究を大きく進めた蘭学者である。また、のち幕府の奥医師となり、次いで西洋医学所頭取に就任したことでも知られる存在である。

しかし、なかでも洪庵が心血を注いだ主要な課題の一つは、天然痘との闘いであった。これは洪庵にとって生涯の課題というべきものである。それだけに、天然痘との闘いの拠点であった大阪の除痘館の成立と展開についての様相を克明に記した「除痘館記録」は、洪庵自身の天然痘との闘いの記録であったということができる。

いうまでもなく、天然痘は、古くから世の中に惨禍（さんか）をもたらし、人類を苦しめてきた恐ろしい流行病である。古代のインドで発生したといわれるそれは天然痘ウィルスを感染源とするが、次第にヨーロッパやアジア諸国、次いでアメリカ大陸などにも伝わり、その禍は世界中に広がった。このため、二十世紀後半になって、世界保健機関（ＷＨＯ）はイギリスのエドワード・ジェンナー（Edward Jenner）の開発した牛痘種痘法を駆使して、世界中で天然痘根絶計画を推進し、一九八〇年（昭和五十五）に全世界の天然痘の根絶を宣言した。これによって、天然痘は、今では地上から一掃されるに至っている。ジェンナーの牛痘種痘法の開発は一七九六年、学会での公表は一七九八年であり、それは百八十年余りのちのことであったが、その人類の敵を根絶するという夢の実現は、まさに牛痘種痘法の普及と浸透による成果にほかならなかった。人間が天然痘を克服し得たことは人類の文化史上、画期的な出来事である。それだけに、その武器としての役割を担った牛痘種痘法の普及と展開には、人類を天然痘の禍から解放したという点できわめて大きな意義があったのである。

　わが国においても、天然痘の禍による苦しみは古くから連綿と続いてきた。その災厄が人々の間から取り除かれたのも、幕末期に牛痘種痘法が導入され、普及した結果であった。緒方洪庵は、この種痘法に取り組む拠点、除痘館をいち早く大阪に開設し、その普及活動を積極的に促進して、わが国にそれが広く定着する礎を築いた。このため、その活動の記録である「除痘館記録」（図９）は、わが国の天然痘の予防対策を確立させる牛痘種痘法の普及と展開のありかたを具体的に物語る貴重な史料であるだけでなく、その近代国家形成に寄与する歩みを明らかにする好個のものともなっている。西洋医学の導入を通して、大阪の除痘館の普及事業を推進した緒方洪庵らの活動は、天然痘の禍から人々を解放する近代化の

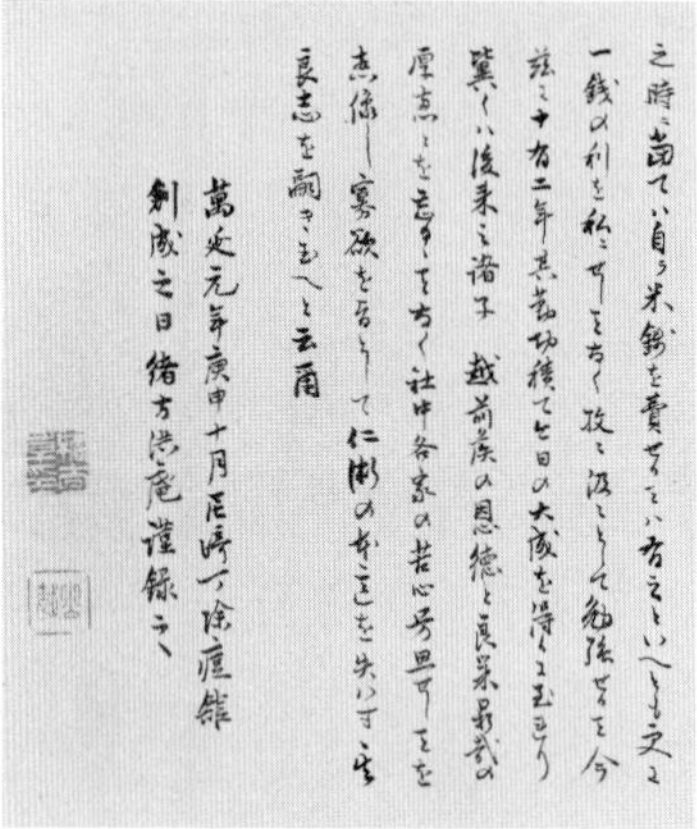

図９　緒方洪庵「除痘館記録」（巻末／部分）

流れのなかで先駆的役割を果たしたものであった。

ここではまず、緒方洪庵を軸とする大阪の除痘館の成立と展開について触れ、次いで「除痘館記録」の内容や特色、その成立過程などを解き明かしていくことにしよう。

緒方洪庵と大阪の除痘館

わが国で牛痘種痘法が本格的に活用されるようになったのは幕末のことである。それまでの間、医療の分野で天然痘の予防に対する手立てが全くなかったわけではない。従来、わが国で天然痘予防策として用いられてきたのは、中国から伝えられた人痘種痘法であった。これは一度天然痘に罹（かか）って治癒すると、二度と天然痘には罹らないという経験的知識があったことから、軽くそれに罹らせてその免疫を得る方法であったが、効果や有効性で確実性に欠けるところがあり、危険性をともなってもいた。松本端編纂の「大阪市種痘歴史」によれば、緒方洪庵もこの人痘種痘法で患者を死に至らしめた経験を持っていた。このため、天然痘の予防に対して安全・確実に効果を発揮するジェンナー開発の牛痘種痘法についての知識を蘭書を通して早くから身につけ、その情報を模索していた洪庵は、それに用いる牛痘苗（ワクチン）の入手に意を注いでいた。ところが、牛痘苗の国内での調達には望みがない。海外からの伝来に望みを託す以外に方法はなかったのである。

この牛痘苗がようやく長崎に渡来し、牛痘種痘法が確実にわが国に定着したのは、嘉永二年（一八四九）夏のことであった。ジェンナーの開発から半世紀後のことである。佐賀藩主鍋島直正（閑叟）や藩医楢林（ならばやし）宗建らの働きかけにより、長崎のオランダ商館医オットー・モーニケ（Otto Gottlieb Johann Mohnike）がバタヴィアから取り寄せた痘痂（とうか）（カサブタ）の善感が、端緒となった。待ちに待った牛痘苗の伝来である。

以来、牛痘苗は蘭方医を中心とする人々の手で、長崎・佐賀からまたたくまに京都・大阪・福井、江戸など各地に広がり、やがて牛痘種痘法は全国に波及していった。

この流れのなかで、牛痘苗の京都への伝播は越前計画の一環として成就した。越前計画というのは、嘉永元年（一八四八）福井の笠原良策らが藩主松平慶永（春嶽）を動かし、中国（清）から牛痘苗を輸入しようとした施策のことである。笠原良策は牛痘種痘導入に心血を注いだ一人であり、福井やその周辺にそれを普及させた立役者である。白翁と号したが、これは牛痘のラテン語「ハクシーネ」に充てた漢字「白神痘」にちなんだものという。

この越前計画には笠原良策の師で、シーボルトに学び、また『白神除痘辨』の著作で知られる京都の日野鼎哉も同調していた。これにより鼎哉は、長崎の唐通事頴川四郎八（四郎左衛門）に牛痘苗の確保を依頼、長崎に定着した牛痘苗の分与にあずかった頴川四郎八が京都の鼎哉のもとに牛痘苗を送り、それが嘉永二年九月には鼎哉のところで種えつけられたのである。鼎哉は十月十六日京都に除痘館を開き、十月初めに京都に入った笠原良策は、十一月十九日に鼎哉のもとからそれを福井に持ち帰っている。

京都での牛痘種痘普及の報に接した緒方洪庵は、早速当時大阪で開業していた鼎哉の弟、日野葛民とはかり、牛痘苗の大阪への導入をくわだてた。緒方洪庵にとって牛痘苗招来の情報は待望のものであり、ことさら得がたい好機となっていたからである。そこで、大和屋喜兵衛の助力を得て大阪の古手町（現、大阪市中央区道修町四丁目）に種痘所（除痘館）を設けたうえで、十一月一日洪庵らは京都の除痘館に赴き、当時そこにとどまっていた笠原良策に牛痘苗の分与を願い出た。しかし、その願いはかなえられなかった。京都で活用されていた牛痘苗は、元来越前福井藩主松平慶永の指示により取り寄せた公用のものであるという理由による。期待していた洪庵らの前には、難問が立ちはだかったのである。

ところが、この難題は日野鼎哉らの仲介と斡旋によって解消され、洪庵らは望みをつなぐことになった。福井藩公用の牛痘苗の絶えるのを防ぎ、それを種え継ぐという「たねつぎ」の意味あいが重視された結果、牛痘苗分与が諒承されるに至ったのである。ただ、その意味合いをつらぬくためには、逆に良策の方から洪庵らに対して分苗を依頼するかたちをとる必要がある。これにより、その分苗は改めて良策らが出向き、十一月七日改めて大阪で執り行われるはこびとなった。

嘉永二年（一八四九）十一月七日、鼎哉とともに京都から大阪にくだった良策を中心に、分苗の儀式は古手町の種痘所（除痘館）で厳粛に執り行われた。その模様は良策の日記『戦兢録（せんきょうろく）』（一三二頁の図21参照）に詳しく記録されている。儀式に臨んだ洪庵らにとって、これはまさに記念すべき出来事であった。切望していた成果だけに洪庵も感慨ひとしおであったと思われる。そして、ここに緒方洪庵・日野葛民・大和屋喜兵衛の三人が社中を結成し、大阪の除痘館（種痘所）を発足させるに至ったのであった。

洪庵・葛民・喜兵衛の三人で社中を結成した除痘館の活動は、「是唯仁術を旨とするのミ」、「世上の為メニ新法を弘む」（「除痘館記録」）の言葉通り、牛痘種痘法の普及を通して天然痘から人々をまもるという一途な思いにつらぬかれていた。そして、まもなくその理念に共鳴した同志がそこに集まり、社中の組織化がはかられた。「除痘館記録」によれば、洪庵ら三人に加えて開設直後に参加したのは、中耕介・山田金江・原左一郎・村井俊蔵・内藤数馬・山本河内・各務（かがみ）相二・佐々木文中・緒方郁蔵の九名である。松本端編纂の前掲「大阪市種痘歴史」では、それに加えて斎藤英策・春日寛平・伊藤玄英・山本徳民・林元恭・松本俊平の名もみえる。

大阪の除痘館の活動は、こうした社中の熱意によって促進された。その積極的な活動は、大阪市中の人々に対する除痘館での接種だけでなく、除痘館が他の地域に広く牛痘苗を分与し、牛痘種痘法を波及させるという分苗・普及活動を展開させたことにも示されている。このような他の地域への分苗・普及活動は、近畿・中国・四国・九州のほか東海・北陸、あるいは江戸にまでおよぶが、その伝播は開設後わずか五か月にして二十か国六十四か所にのぼっている。その急速な展開は驚くべきことといわねばならない。そうした成果は除痘館社中の努力のたまものであったが、それとともに、洪庵主宰の適塾で学んだ塾生たちのネットワークが、各地でそれを支える礎となったことも否定できない。

しかし、西洋伝来の牛痘種痘法を普及させるという新たな事業の推進には、多くの苦難が待ち受けていた。「除痘館記録」によると、開設後しばらくして牛痘種痘に対する悪い評判が流れ、その効果が疑われるだけでなく、接種自体が小児の身体に害をおよぼすとの風評が立ったことから、誰も牛痘種痘を信用しなくなった。そこで、牛痘苗を種え継いで絶苗を防ぐため、止むを得ず米や金銭を与えて貧困家庭の小児たちを雇い、接種に協力してもらう一方、社中が東奔西走して説得や奨励に力を注いだ結果、なんとか牛痘苗は保持・継承され、ようやく苦しい三〜四年間を乗り切ることができたという。そこには「社中各自の辛苦艱難（しんくかんなん）せること敢て筆頭の盡す所ニあらす」とも記されているが、その間の社中の努力にははかり知れないものがあったであろう。この苦難の時期、さまざまな理由で「内藤数馬已下五人」が退社している。

こうした苦難の時期を洪庵ら除痘館社中が克服し得たのは、仁術にもとづく強固な使命感によるのであろう。しかし、彼ら社中の普及活動にとって、この問題を解決する最大の課題は、医学上それが世間の「信用」をいかに得るかという問題に集約されていた。そして、それを乗り越える手立ては牛痘種痘法自体が「官」、すなわち幕府によって官許、公認されるか否かにかかっていた。このため、洪庵らは除痘館の事業の官許を得るべく、日夜努力を傾注していた。

かくて、開設以来十年を経た安政五年（一八五八）四月、洪庵らの努力がようやく実り、大阪の除痘館は念願かなって幕府から官許され、公認されるに至ったのであった。苦節十年、洪庵ら社中が狂喜したことはいうまでもないところである。これにより、大阪の町奉行所は市中の人々に牛痘種痘の無害で効力のあることを説き、接種を奨励するはこびとなった。除痘館の普及事業に対する世間の信頼は揺るぎないものとなったのである。この年の五月、江戸お玉ケ池種痘所も開設され、二年後の万延元年（一八六〇）に官許されるに至っている。このため、大阪の除痘館の官許は全国に先駆けてのものであったが、それだけにまた、洪庵ら社中にとっては感慨深い思いであったと思われる。

官許を得、世間の信用を得た除痘館の普及事業は、次第に充実していった。官許二年後の万延元年八月、それまでの古手町の除痘館の施設が手狭（てぜま）になり、新たに尼崎町一丁目（現、大阪市中央区今橋三丁目）の施設に移転、拡張するはこびとなった。これも官許以降の充実振りを物語るものである。

かくて、尼崎町の除痘館は万延元年十月に創成の日を迎えた。緒方洪庵はこの時、除痘館創設以来十有余年にわたる経緯を振り返り、万感の思いをこめてその歩みを一書に書き記した。これが「除痘館記録」である。その内容は長崎への牛痘苗の伝来にはじまり、大阪の除痘館の成立や展開の諸相を経て官許の成就、尼崎町除痘館の創成におよぶが、その間の苦難の道のりや活動を支えた人々の動きなどについて、理念や使命感など自らの思いを交錯させながら書き記す筆先には、洪庵の除痘館活動にかける心根がやどっている。

文久二年（一八六二）洪庵は幕府の奥医師に任ぜられて江戸に下り、翌年の六月西洋医学所頭取の重責を担うなかで急逝した。しかし、洪庵の築いた大阪の除痘館は適塾ともども四女、八千代の娘婿、緒方拙斎を洪庵の名代として継承され、慶応三年（一八六七）には幕府直属の公館（種痘館・公儀御場所）となって公の事業としての性格をさらに拡大させるに至っている。洪庵の牛痘種痘法普及にかける熱い思いが、その没後に開花したのであった。

その後まもなく幕府は解体し、明治新政府が誕生したが、牛痘種痘法普及の方針は新政府に引き継がれ、やがて明治九年（一八七六）政府による強制種痘制度の成立に移行する。それは洪庵らの除痘館活動という大地に蒔かれた種が実を結び、世の中の人々を天然痘の禍から解放する時代への幕開けであったといえるであろう。

緒方洪庵を核とする大阪の除痘館の牛痘種痘法普及事業が、日本社会の近代化への歩みのなかで先駆的役割を果たしたことを忘れてはなるまい。

「除痘館記録」の性格

これまで記してきた大阪の除痘館の成立や展開についての概要は、今日の研究成果を集約したうえに成りたっている。ところが、そうした推移や内容に関する基本的な部分は、緒方洪庵の「除痘館記録」に記された域を多く出ていない。大阪の除痘館についての研究は、いまだ現段階においても「除痘館記録」に多く負っているのである。大阪の除痘館のありかたを究明していくうえで、「除痘館記録」はそれほど不可欠なものであり、むしろそれによってその沿革が明らかにされてきた経緯を持つ。「除痘館記録」自体がいかに貴重な史料であるかが分かるであろう。

しかし、そのことは、「除痘館記録」そのものが周辺の史料や記録を丹念に確認しながら、推敲に推敲を重ね、考えに考え抜いて書き上げられていることを意味している。緒方洪庵の筆先には周囲の関係者や読み手に対する心配りが随所にみえる。これも洪庵が「記録」という性格を多分に意識して執筆したゆえんといえようか。そこに交わる医家としての使命感や自らの心情にも心揺さぶるものがある。

洪庵が自らの筆でしたためた「除痘館記録」は、その後「巻子一巻」の形で、洪庵直系の緒方家に代々伝えられ、大切に保存されてきた。ところが、これにはもともと題が付されておらず、これを納める杉の箱も後代に造られたものとなっている。ただ、その箱の表書きには「除痘館記録　一巻」とあり、蓋の裏には「緒方洪庵先生親筆」とだけ記されているにすぎないのである。箱書きの筆者や箱の製作年代などに関しては、いずれも詳らかでない。ただ、現在ではその箱書きにしたがい、この史料の名称を「除痘館記録」としてきている。この点は理解しておく必要があろう。

さて、「除痘館記録」は先にも記したように、万延元年（一八六〇）十月の尼崎町除痘館の創成の日の日付けで、緒方洪庵が除痘館創設以来十有余年にわたる経過を振り返り、万感の思いをこめてその歩みを書き記したものである。その概要は牛痘苗の伝来から大阪の除痘館の成立や展開、次いで官許、尼崎町除痘館の創成におよぶが、その間の描写は大略次のような内容で順次構成されている。

①［牛痘苗の長崎伝来と定着］

嘉永二年のモーニケによる長崎での牛痘苗の定着。

②［越前福井藩による越前計画の推進と京都除痘館の開設］

越前福井藩主松平慶永（春嶽）による越前計画の推進と笠原良策への牛痘苗取り寄せの下命、長崎での唐通事頴川四郎左衛門（四郎八）の痘苗確保や日野鼎哉への送付、京都での善感と京都除痘館の開設に至る経過。

③［大阪への分苗と大阪の除痘館の成立］

日野葛民・洪庵らの上洛と分苗依頼から、越前福井藩の「御用の痘苗」の分与による大阪での分苗と除痘館（種痘所）の成立におよぶ推移。

④［除痘館活動の理念と同志の結集］

葛民・洪庵・大和屋喜兵衛三人による除痘館活動の仁術にもとづく理念の構築と、中耕介・山田金江・原左一郎・村井俊蔵・内藤数馬・山本河内・各務相二・佐々木文中・緒方郁蔵の九名の同志の参集と組織化。

⑤［苦難に耐える除痘館活動の実情］

牛痘種痘に対する悪説流布で迎えた三～四年間の苦難の時期を耐えしのび、努力を重ねた除痘館活動の実情を描く。米や銭をついやして小児らを雇う牛痘苗継承の手立てや、社中からの退社を余儀なくされた「内藤数馬已下五人」、あるいは天満与力荻野七左衛門と勘左衛門父子、平瀬市郎兵衛の母らによる助力の様相。

⑥［洪庵による官許内願の趣意と官許の成就］

厳正な管理による良質の牛痘苗の確保・継承と、牛痘種痘自体を商売に利用されないためには接種の施設の限定が必要となる。この観点から洪庵らは十年にわたって除痘館の官許・公認を内願してきたが、安政五年四月に待望の官許を得、最初の幕府公認の施設となるまでの経緯。

⑦［尼崎町除痘館への移転］

古手町除痘館が手狭となり、尼崎町一丁目に除痘館を移転・拡張。取得にあたって名義人となり、手続きや普請に助力した高池清之介を世話人とする。

⑧［除痘館組織の世代交代の推移と現有組織］

除痘館創設以来の同志、原左一郎・村井俊蔵・日野葛民・大和屋喜兵衛・中耕介の順次他界。後継は原の跡が甥の松本俊平、日野の跡は養子の主税（ちから）、喜兵衛の跡は悴の喜介（喜兵衛）。補助の林元恭も社中となる。このため、現有組織は、社中に緒方洪庵・日野主税・山田金江・松本俊平・林元恭、補助に高安丹山・日野鼎・青山董（東）太郎、世話方は大和屋喜兵衛・高池清之介。

⑨[尼崎町除痘館の創成と後来の諸子への願望]

官許や尼崎町除痘館の開設という除痘館の大成は、創設以来の除痘館の同志が「身を砕き心を労した」「十有二年」の尽力のたまもの、今後それを継承する諸子は越前福井藩主松平慶永や笠原良策の恩恵、これまでの同志の苦労に思いをいたし、仁術の志に根ざして除痘館活動を推進することへの願いと期待。

「除痘館記録」の構成は右のような形をとっている。こうした内容の流れからすれば、これ自体が大阪の除痘館の基本的な展開をきわめて具体的に物語っていることが分かるであろう。まさに洪庵の描いた大阪の除痘館の歴史そのものが存在するのである。全体を通して目につくのは、一つに天然痘の禍からひたすら人々を救うという仁術の志に根ざした強固な理念であり、また一つには、大阪を基盤とする除痘館社中の先駆的な活動に対する自負心である。「除痘館記録」で「最初より葛民、洪庵、喜兵衛三人誓を立て、是唯仁術を旨とするのミ」とする開設以来の精神を説き、またその拠点開設を「是大坂牛痘種法の最初なり」とするのみならず、苦難の道を乗り越えて官許を得た時には、堺や江戸の種痘所官許に比して「種痘の官許を得しハ大坂を始とす」と書いて高らかに自負するのは、そうした様子を端的に示すものであろう。

しかも、そこには、大阪の除痘館の成立と展開に関するいくたの配慮も含まれている。なかでも、笠原良策による大阪の洪庵らへの牛痘苗分与について記述した部分のあつかいには留意すべきものがある。

すでに述べてきたように、良策から洪庵らへの分苗にさいして大きな壁となったのは、それが越前福井藩の「御用の痘苗」であるという理解から一度は不可能とされた点であった。ところが、その公用の牛痘苗の絶えるのを防ぐために種え継ぐという理由で、それが改めて諒承された経緯がある。そして、その方向を肯定し、進めるためには、逆に良策の方から洪庵らに分苗を依頼する形をとる必要があった。良策らが大阪に出向いて分苗式を執り行ったのはそれ故のことであった。

しかし、こうした分苗断行は思い切った行動であっただけに、のちのちそれが表面化し、問題となる可能性がないわけではない。「除痘館記録」のその部分で、洪庵が「御用の痘苗」の「續苗御用意」という理由づけの言葉や経緯を明記しているのも、その点に関わることと思われる。あるいは、のちの段階で万一それが表面化し、問題となっても、この微妙な事態が良策ら関係者に災いをおよぼさないように配慮する手立てであったといえようか。良策から洪庵らに分苗するにさいして、「良策ゟ葛民、洪庵へ續苗を頼ムの一札あり」とあえて注記し、書き添えているのもそれに関わることかと思われる。

ちなみに、大阪での分苗式の折、笠原良策が日野葛民と緒方洪庵宛てにしたためた右の「一札」（福井市立郷土歴史博物館蔵「分苗証書」、『緒方洪庵没後一五〇周年記念　大阪の除痘館〈改訂・増補、第二版〉』所収）の内容は、次の通りである（図10）。

此度依　主命　国許江持越候牛痘苗、為蕃殖貴殿方江令分付候、為国家御勉強所希候、以上

越前侍医　笠原良策（印）

嘉永二年己酉十一月七日

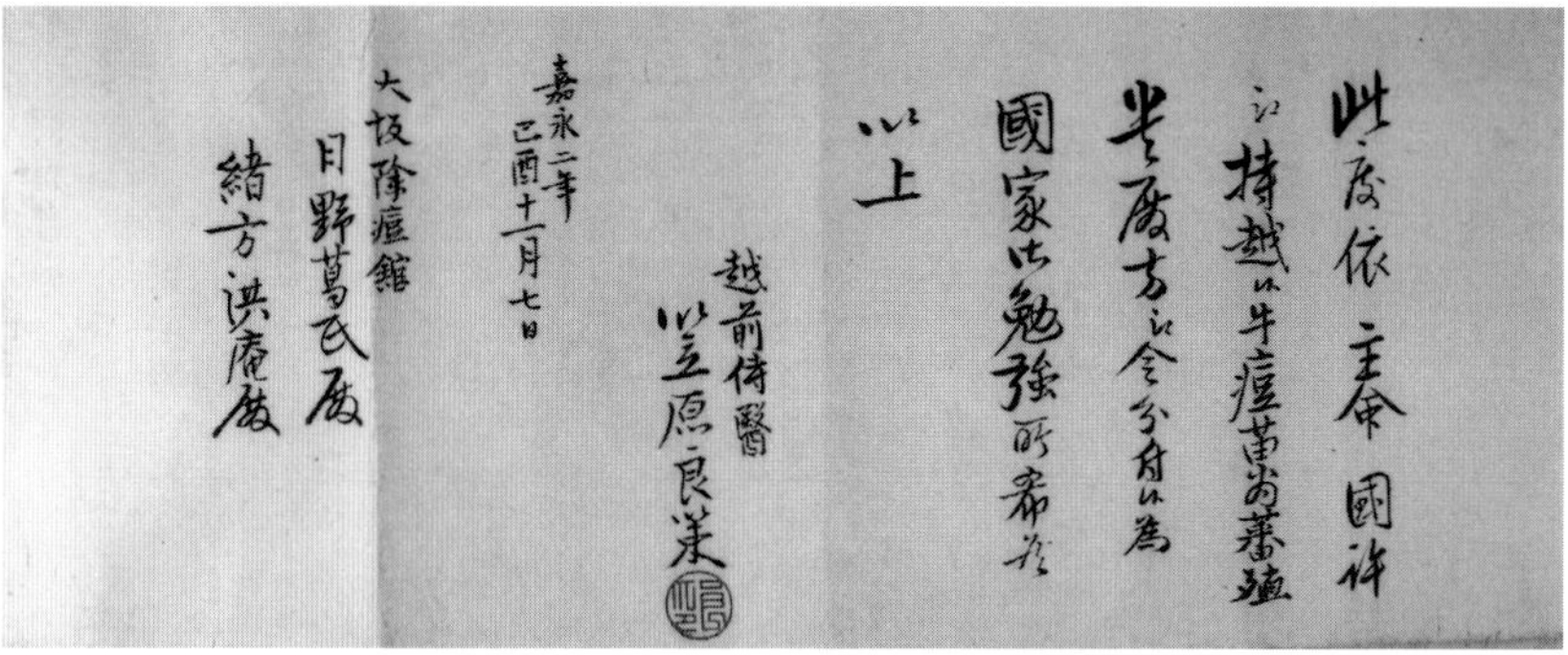

図10　笠原良策「分苗証書」(緒方洪庵・日野葛民宛／嘉永２＝1849年)

大坂除痘館
日野葛民殿
緒方洪庵殿

ただし、この日付けの「嘉永二年十一月七日」の時点では、笠原良策はまだ藩医に登用されていない。良策がはじめて藩の御目見医師となったのは翌嘉永三年九月五日のことである。このため、右の「一札」の時点で彼が「越前侍医」の肩書きを用いるのは、特別な事情のない限り、疑問の残ることとなる。したがって、この「一札」については、「御用の痘苗」の「續苗御用意」という理由づけの経緯とともに、それ以後の段階で改めて作成された可能性を含めて、今後ともに検討すべき一課題となろう。

「除痘館記録」の内容に対する洪庵の気配りは、それだけではない。除痘館活動の歩みのなかで、洪庵は節目や転機の時期を明示し、また折に触れて社中の関係者一人ひとりの名を刻み、記録していくのである。そこに記録される人々は、除痘館創設時に結社した葛民・洪庵・喜兵衛のもとにいち早く参集した中耕介ら九名の同志、あるいは苦難を迎えた時に活動を支えた天満与力の荻野七左衛門ら周辺の協力者や官許を得た時の町奉行戸田伊豆守、さらには尼崎町除痘館の移転・開設に協力した高池清之介など、枚挙にいとまがない。とりわけ、原左一郎ら創設当初に参集した同志たちの他界については、一人ひとりの没年を記入する念の入れようで、その後の世代交代による後継者名まで順次記載し、万延元年十月の尼崎町除痘館創立段階の組織の全容を個々の名前を含めて記録するに至るのである。

そうした執筆への取り組みは、除痘館活動の歩みを具体的に描くだけでなく、その促進に尽力した人々を顕彰する洪庵の意図が見えかくれする。これもまた洪庵の配慮を示すものといえるが、そこには明らかにのちの世に書き伝えようとする除痘館の記録としての意識が内在している。巻末の部分で洪庵が今後の事業の継承と発展を願い、これを後継する諸子に対して仁術の志のもと、大阪の除痘館の成立に恩徳を与えてくれた越前福井藩主松平慶永（春嶽）や笠原良策・日野鼎哉らの恵みに思いをいたし、また、これまでの社中らの「苦心労恩」を忘れることなく、その継承と促進を望むという言葉で締めくくるのも、まさに「除痘館記録」そのものが各方面の関係者への慎重な気配りをともないつつ、のちの世に書き残す「記録」としての性格を意識して作成されたことを示すといえるであろう。

活動の軸として苦難の道を乗り越えてきた洪庵にとって、大阪の除痘館への思い入れは並大抵のものではなかったのである。

「除痘館記録」の成り立ち

緒方洪庵が自ら筆を執った「除痘館記録」は、関係する史料や記録にもとづき、考えを重ねて書き上げられている。その草稿の一つが福井市立郷土歴史博物館に現在保管されてきているのは、それを裏づけるものである（図11(1)〜(4)）。

この草稿は洪庵自筆の下書きで、和綴じの袋綴じ用版本に用いる木版刷りの罫紙四丁にしたためられている。

罫紙の中央、柱（版心）といわれる部分には、いずれも上段の書名欄に「扶氏遺訓」、中段の巻数欄に「巻之」、下段の丁数欄には「適適斎蔵」と摺られており（図11⑴〜⑷）、この罫紙が洪庵の代表的業績である『扶氏経験遺訓』（治療編二十五巻、附録三巻、薬方編二巻の全三十巻／一三〇頁の図20参照）の刊行時に使用した、和綴じの袋綴じ用版本に用いる木版刷りの罫紙であることが判明する。

『扶氏経験遺訓』は、ドイツのベルリン大学教授であったフーフェランド（C.W. Hufeland）の内科書の第二版（一八三六年刊）のオランダ語訳から洪庵が重訳した大著である。天保十三年（一八三二）にはすでに早く治療編の翻訳を終えていたというが、実際の出版は安政四年（一八五七）の治療編三巻と薬方編二巻が最初で、翌安政五年から発売され、全巻が整ったのは文久元年（一八六一）のことであった。いずれも出版は「適適斎蔵」版の形である。したがって、洪庵がこの罫紙を利用して「除痘館記録」の草稿を書き付けたのは『扶氏経験遺訓』出版三年後のことであるだけに、この罫紙の使用は当時の洪庵の学の進展との結びつきを示す意味で興味深い。

この草稿と緒方家に伝わる「除痘館記録」を比べると、全体の骨組みや内容から細部の表現に至るまで大きく異なるところはない。ただし、それは草稿に加筆・訂正の手が入ったことで生じた結果にほかならないのである。草稿の修正では本文中だけでなく、欠けている内容を補填するため余白の部分にまとめて書きつけている場合もある。このような修正の結果、緒方家本の「除痘館記録」とほとんど同じ内容になっているのである。草稿は修正によって緒方家本に姿を変えたのであった。

ただ、その加筆・訂正の部分は、筆跡などから見る限り、洪庵が自ら手を加えたものと思われる。そのことからすれば、「除痘館記録」は洪庵が慎重に、細心の注意をはらって成立させてきていることが知られよう。さらに、洪庵はそれに加えて、緒方家本の浄書段階でも細部にわたって再度文言を改め、完成させるに至っている。

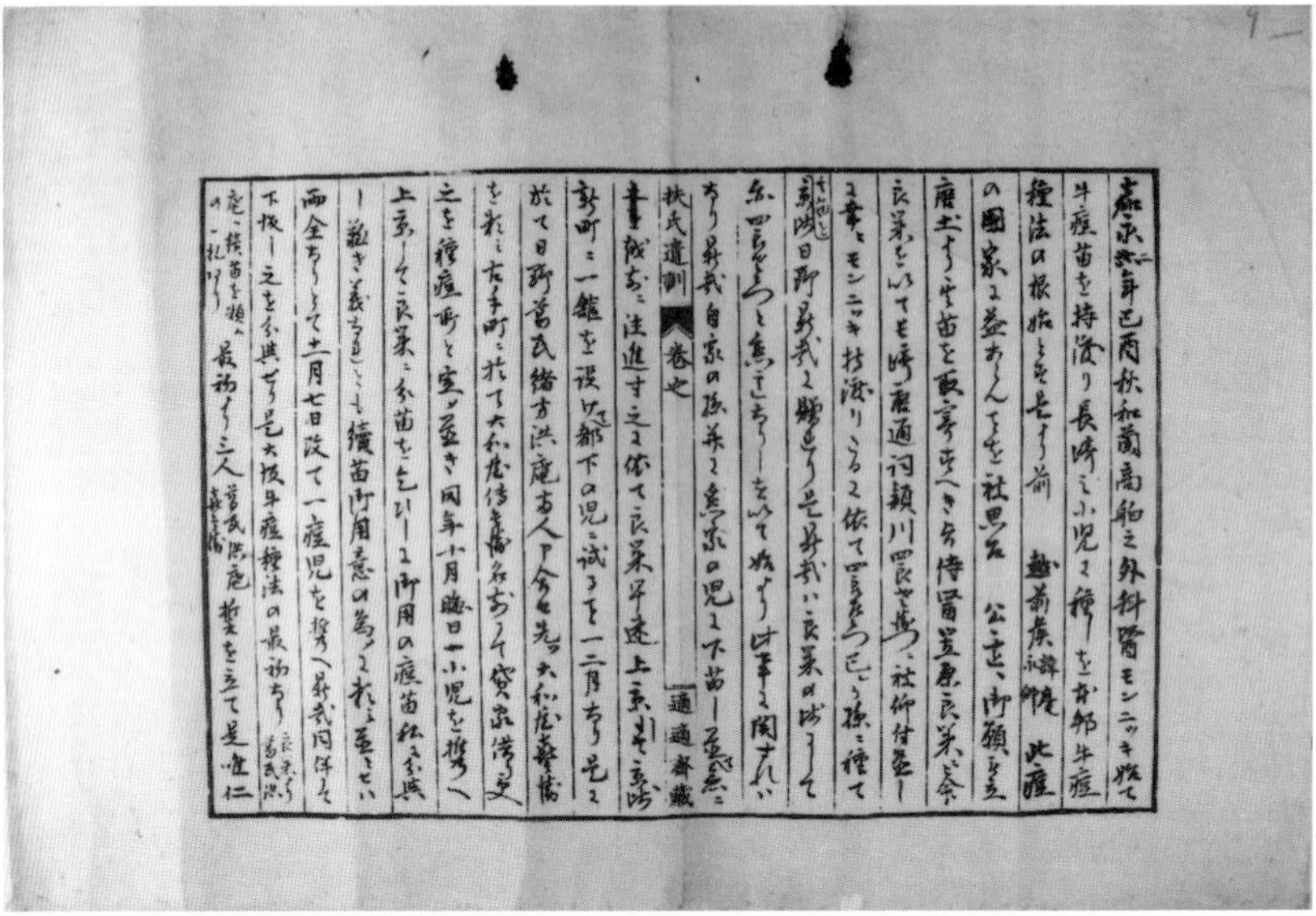

図11 「浪花除痘所之書付」(「除痘館記録」草稿／万延元＝1860年)

(1)

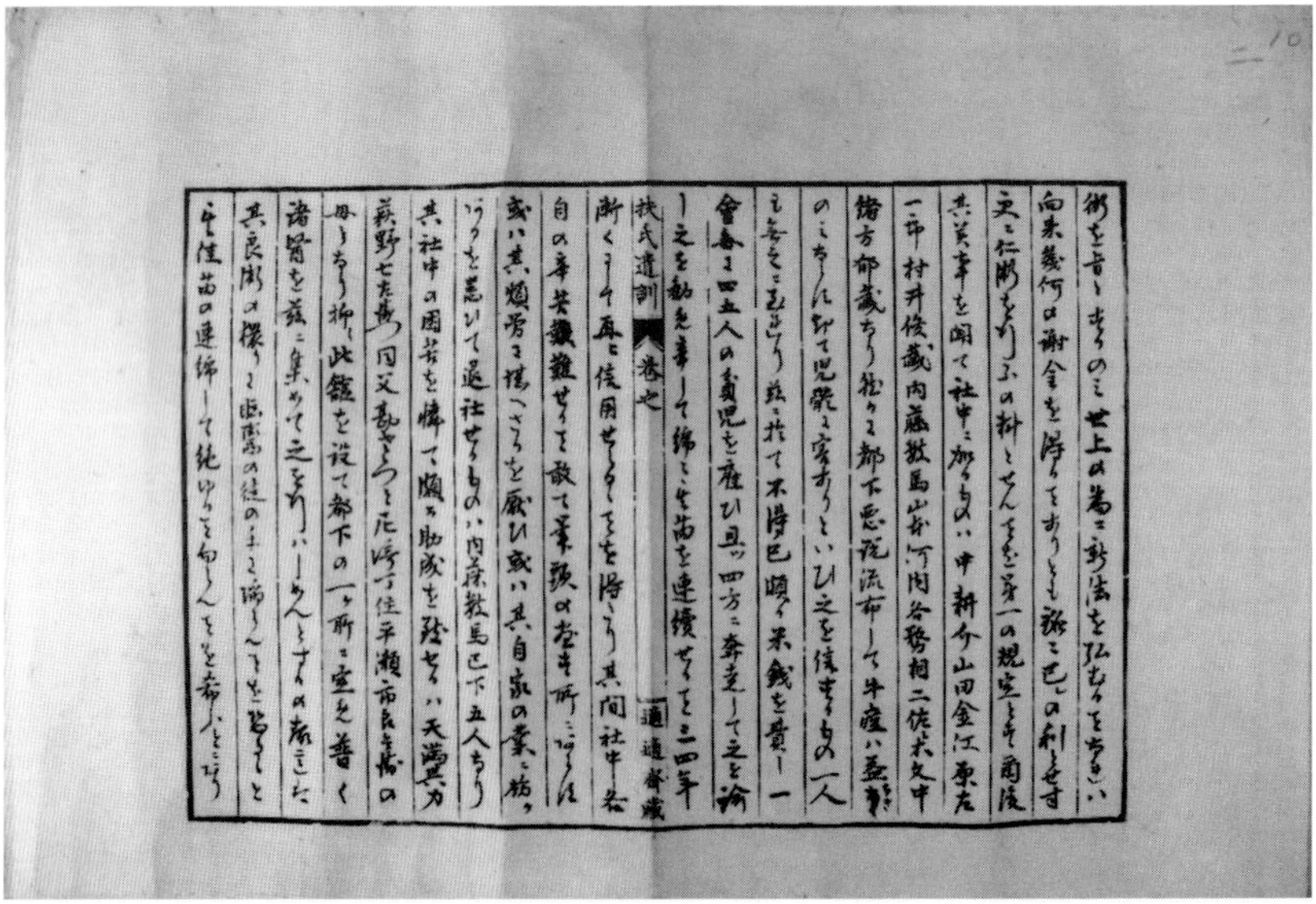

(2)

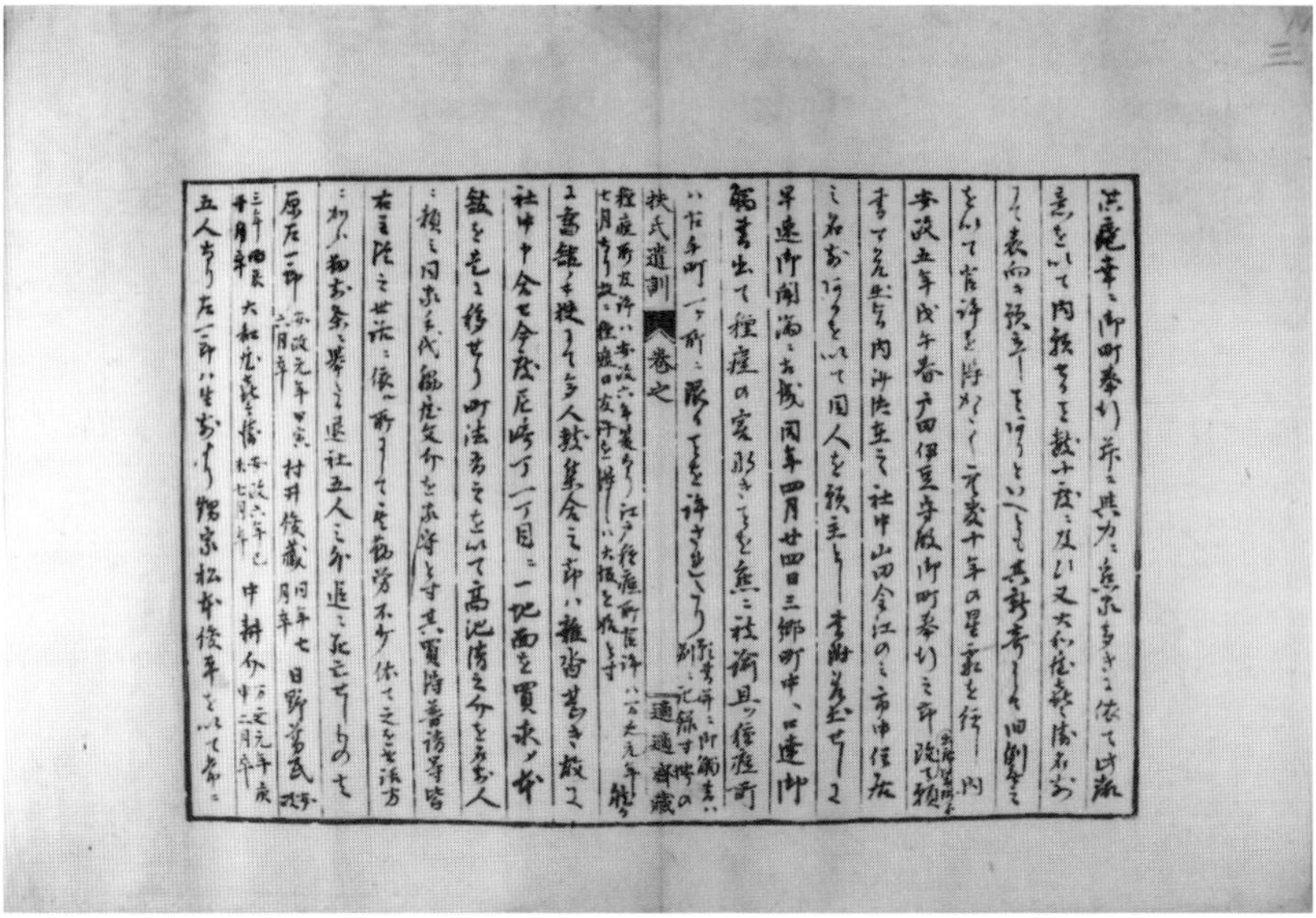

(3)

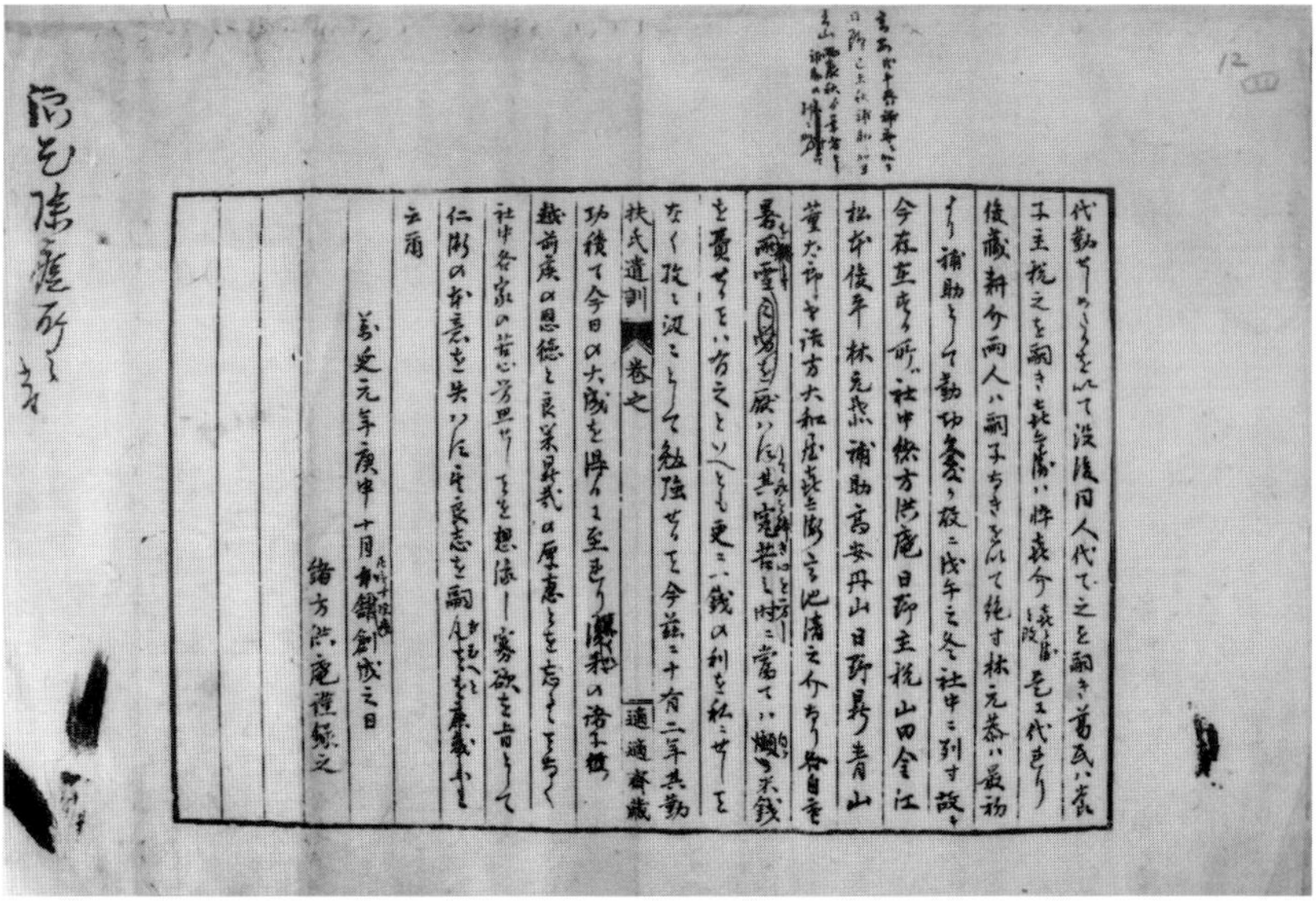

(4)

こうした「除痘館記録」作成の流れもまた、この執筆に託した彼の思いを示すものであろう。

なお、草稿の最後の部分の左余白には、「浪花除痘所之書付」という書き込みがある。『福井市史・資料編9（近世七）』によれば、この筆跡は笠原良策のものとされている。この書き込みのあることからすれば、あるいは、現今用いられている「除痘館記録」という名称が、成立当初は「浪花除痘所之書付」と呼ばれていた可能性も否定できない。

「除痘館記録」の草稿は、このようにきわめて興味深い内容を持っている。そこで、次にその全文を掲げ、紹介しておくことにしよう。

翻刻にあたっては可能な限り原本の体裁を維持することにつとめたが、便宜上句読点などは必要に応じて用いている。また、ここでは本文中、抹消・訂正された文字は（ ）内に示し、挿入・加筆された部分については太字（ゴシック体）で表示した。緒方家本の「除痘館記録」は、この草稿の加筆・訂正を経たのち再度細部の文言を念入りに修正して浄書されているが、内容に関してはこの修正後の草稿とほとんど異ならない。念のため申し添えておく次第である。

嘉永（弐）二年己酉秋、和蘭商舶之外科医モンニッキ始て
牛痘苗を持渡り、長崎之小児に種しを本邦牛痘
種法の根始とす。是より前　越前侯（諱慶永卿）此痘
の国家に益あらんことを被思召、　公邊へ御願被立、
唐土より其苗を取寄すへき旨侍医笠原良策ニ被命、

良策を以て長崎唐通詞頴川四郎左衛門ニ被仰付置しに、幸ヒモンニッキ持渡りたるに依て、四郎左衛門己レか孫ニ種て其苗を京師日野鼎哉に贈れり。是鼎哉ハ良策の師にして、亦四郎左衛門と懇意なりしを以て、始より此事に関すれハなり。鼎哉自家の孫幷に懇家の子に下苗し置て、急ニ(之を)越前ニ注進す。之に依て良策早速上京(す)し、京師新町ニ一舘を設けて都下の児ニ試ること一、二月なり。是に於て日野葛民、緒方洪庵両人申合セ、先ッ大和屋喜兵衛を頼ミ、古手町ニ於て大和屋傳兵衛名前にて貸家借り受、之を種痘所と定メ置き、同年十月晦日一小児を携へ上京して良策ニ分苗を乞ひしに、御用の痘苗私に分與し難き義なれとも、続苗御用意の為メに頼ミ置とセハ両全なりとて、十一月七日改て一痘児を携へ、鼎哉同伴にて下坂し之を分與せり。是大坂牛痘種法の最初なり。良策より葛民洪庵へ続苗を頼ムの一札あり。最初より三人葛民洪庵喜兵衛誓を立て、是唯仁術を旨とするのミ、世上の為ニ新法を弘むることなれハ、向来幾何の謝金を得ることありとも銘々己レの利とせす、更ニ仁術を行ふの料とせんことを第一の規定とす。爾後其美事を聞て社中ニ加るものハ、中耕介、山田金江、原左一郎、村井俊蔵、内藤数馬、山本河内、各務相二、佐々木文中、緒方郁蔵なり。然るに都下悪説流布して、牛痘ハ益(なく)なきのミならす却て児体に害ありといひ、之を信するもの一人も無之ニ至れり。茲ニ於て不得已頗る米銭を費し、一會毎に四、五人の貧児を雇ひ、且ッ四方ニ奔走して之を諭し、之を勧め、辛して綿々其苗を連続せること三、四年、漸くにして再ヒ信用せらるゝことを得たり。其間社中各自の辛苦艱難せること敢て筆頭の盡す所ニあらす。或ハ其煩労に堪へさるを厭ひ、或ハ其自家の業ニ妨ヶあるを患ひて、退社せるものハ内藤数馬已下五人なり。其社中の困苦を憐て頗る助成を致せるハ、天満與力荻野七左衛門、同父勘左衛門と尼崎丁住平瀬市郎兵衛の母となり。抑々此館を設て都下の一ヶ所ニ定め、普く諸醫を茲ニ集めて之を行ハしめんとするの趣意者、其良術の猥りに眩鬻の徒の手に陥らんことを恐るゝと、其佳苗の連綿して絶ゆること勿らんことを希ふとニあり。洪庵幸ニ御町奉行幷ニ與力ニ懇家多きに依て、此趣意を以て内願セること数十度ニ及ひ、又大和屋喜兵衛名前にて表向キ願立しことありといへとも、其新奇にして旧例無之を以て官許を得かたく、空敷十年の星霜を経し内、安政五年戊午春戸田伊豆守殿御町奉行之節、改て出席医師ゟ願書可差出旨内沙汰在之、社中山田金江のミ市中住居之名前あるを以て、同人を願主とし書附差出せしに、早速御聞済ニ相成、同年四月廿四日三郷町中へ口達御觸書出て、種痘の害なきことを懇ニ被諭、且ッ種痘所ハ古手町一ヶ所ニ限ることを許されたり。願書幷ニ御觸書ハ別ニ記録す。堺の種痘所官許ハ安政六年夏なり。江戸種痘所官許ハ万延元年七月なり。故ニ種痘の官許を得しハ大坂を始とす。然るに旧舘手狭にて多人数集合之節ハ雑沓甚き故に、社中申合セ今度尼崎丁一丁目ニ一地面を買求メ、本舘を是ニ移せり。町法有之を以て高池清之介を名前人ニ頼ミ、同家手代脇屋文介を家守とす。其買得普請等皆右主従之世話ニ依ル所にして其勤労不少、依て之を世話方ニ加ふ。扨前条ニ擧たる退社五人之外追〻死亡せしものは、原左一郎安政元年甲寅六月卒、　村井俊蔵同年七月卒、　日野葛民安政三年丙辰十月卒、　大和屋喜兵衛安政六年己未七月卒、　中耕介万延元年庚申二月卒、五人なり。左一郎ハ生前より甥家松本俊平を以て常ニ代勤せしめたるを以て、没後同人代て之を嗣き、葛民ハ養子主税之を嗣き、喜兵衛ハ悴喜介（喜兵衛と改）是に代れり。俊蔵、耕介両人ハ嗣子なきを以て絶す。林元恭ハ最初より補助として勤功久敷か故ニ、戊午之冬社中ニ列す。故ニ今存在する所ハ、社中、緒方洪庵、日野主税、山田金江、松本俊平、林元恭、補助、高安丹山、日野鼎、青山

［欄外上書入］「高安戊午春補助ニ加る

日野己未秋補助ニ加る

青山丙辰秋ゟ筆者とし補助の（席ニ附す）列ニ加ふ」

菫太郎、世話方、大和屋喜兵衛、高池清之介なり。各自寒暑を顧ミす、雨雪（之労）を厭ハすして身を砕き、心を労し、其究苦之時ニ當てハ（頗る）自ラ米銭を費せることハ有之といへとも、更ニ一銭の利を私ニせしことなく、孜々汲々として勉強せること今茲ニ十有二年、其勤功積て今日の大成を得るに至れり。冀くハ後来之諸子、彼ノ越前矦の恩徳と良策、鼎哉の厚恵とを忘るゝことなく、社中各家の苦心労思セしことを想像し、寡欲を旨として仁術の本意を失ハす、其良志を嗣（んことを庶幾ふと）き玉へと

云爾

萬延元年庚申十月本尼崎丁除痘舘創成之日
緒方洪庵謹録之

［巻末欄外左書入］
「浪花除痘所之書付」

「除痘館記録」の草稿の全容は右の通りである。緒方家本の「除痘館記録」の下書きだけに、そこには大阪の除痘館の成立や展開についての歩みが緒方家本同様に描き出されている。随所に見える加筆・訂正部分にきめの細かい配慮とともに、いくたの苦難をくぐり抜けてきた活動への思いがにじむのも、除痘館を育んできた洪庵ならではの立場によるものであろう。重ねて説くが、緒方家本の「除痘館記録」は、この草稿の加筆・訂正を経たのち、再度細部の文言を念入りに修正して浄書されており、内容に関してはこの草稿とほとんど異なるところはない。その意味でもこの草稿の存在は留意すべきものといえる。

ところで、すでに述べてきたように、この草稿は現在福井市立郷土歴史博物館の館蔵品となっているが、元来それは笠原良策（白翁）の末裔にあたる笠原健雄氏から、笠原家に伝わる品として博物館に寄贈された史料の一つであった。これは「京阪地方種痘伝播書類」の名で八件の史料を巻子一巻にまとめて装丁した内の一つであり、しかもこの一巻には、前項で紹介した日野葛民・緒方洪庵宛てに笠原良策が書き記した、嘉永二年十一月七日付けの大阪の除痘館開設時の「一札」（「分苗証書」）なども含まれている（一〇三頁の図10参照）。福井市立郷土歴史博物館編『史料が語る先人のあゆみ――近世諸家の歴史をたずねて――』によれば、この史料整理と巻子装丁は、良策の曾孫笠原健一氏の手になるという。

しかし、考えてみると、この草稿の加筆・訂正を経て緒方家本の「除痘館記録」が生み出されている以上、この草稿は、元来、緒方家本をしたためた大阪の緒方洪庵の手許になければならないものである。それにもかかわらず、この史料が何故笠原家に伝わったかという点は、当然疑問として浮上する。その疑問はまた、大阪の除痘館の開設時に洪庵らに宛てた笠原良策の「一札」が、同様のかたちで笠原家に伝来したことにも通じることである。

今、この問題について即断することはできないが、おそらくこれは洪庵没後、しかも明治以降の段階で緒方家から笠原家に送り届けられたものと考えるのが妥当であろう。草稿の最後の部分の余白に「浪花除痘所之書付」という書き込みがあり、『福井市史・資料編9（近世七）』では、この筆跡が笠原良策とされていることは先に見てきた通りである。そうであるとすれば、それら史料の緒方家から笠原家への送致は、良策の没年が明治十三年（一八八〇）であることから、それ以前となる可能性もないわけではない。いずれにしても、洪庵没後の緒方家一統が笠原家の恩義に時代を超えた思いを継承していたといえようか。もとより、それが緒方家に伝わる「除痘館記録」そのものの記載に根ざしていることはいうまでもない。ただ、これらの諸点についてはいまだ不明な部分が少なくない。今後の課題の一つとなろう。

活動精神の継承

緒方洪庵が大阪の除痘館の歩みを丁寧に書き記した「除痘館記録」は、万延元年（一八六〇）十月の尼崎町除痘館創成の日という新たな門出にさいして披露されたものであった。二年前の安政五年四月に官許を得た除痘館は、その後充実した活動を展開、それまでの古手町の施設が手狭（てぜま）になるほど牛痘種痘法の普及活動は活況を呈した。尼崎町除痘館を新設して移転・拡張をはかったのは、そうした普及事業のさらなる促進を目指すものであっ

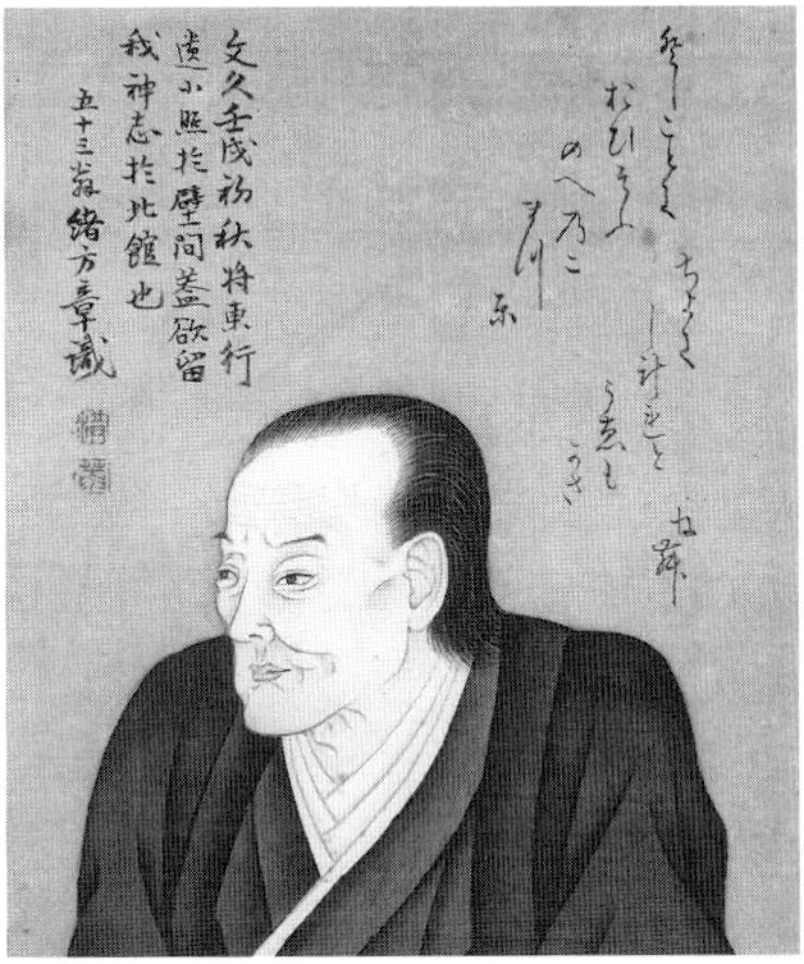
文久壬戌初秋将東行
遺小照於壁間蓋欲留
我神志於此館也
五十三翁 緒方章識

図12　緒方洪庵画像
（自賛・藪長水筆／文久２＝1862年）

た。尼崎町除痘館創成にあたって洪庵は、「除痘館記録」で「今日の大成を得るに至れり」と記している。その開設は多くの人々の協力のもと、いくたの苦難を乗り越えて、ひたむきに走り続けた十余年の成果であったが、その充実ぶりに自ら大きな評価を与えたことは、尼崎町除痘館の開設が洪庵にとっていかに意義深いものであるかを物語っている。それだけに、大阪の除痘館の成立から尼崎町除痘館の実現に至るまでの流れを丹念に書きつづる一方、事業を継承する諸子に対して、越前福井藩主松平慶永（春嶽）や笠原良策・日野鼎哉らの恩恵と社中の「苦心労恩」を説き、その自覚のうえに今後の活動の促進を託すという「除痘館記録」の趣意には、洪庵ならではの万感の思いが秘められていた。まさにそれは、洪庵における牛痘種痘法普及事業の歩みの記録であると同時に、大成に至る記録であったということができるであろう。

大阪の除痘館の活動は、その後も揺るぎなく推進された。ただ、洪庵は文久二年（一八六二）大阪を離れた。幕府に召致されて江戸に下り、奥医師、次いで西洋医学所頭取を兼帯したが、翌文久三年六月急逝した。

しかし、洪庵は大阪を離れるにあたり、藪長水の描いた自らの肖像画に牛痘種痘にちなんだ次のような自詠の歌を自賛し、識語を加えて除痘館に遺していた（図12）。

　としことに　おひそふのへの　こまつ原　ちよにしけれと　うゑもかさねむ

文久壬戌初秋将東行遺少照於壁間、蓋欲留我神志於此館也

五十三翁 緒方章 識

右の和歌は、いくたの子供たちの健やかな成長を願い、接種に励むという志を歌に託したものであり、識語は、江戸出府にさいして自らの肖像を除痘館に遺し、その活動に対する心や志をそこに留め置くという趣旨である。大阪を去っても心は除痘館にありという、除痘館活動にかける洪庵の姿勢を端的に示すものである。

洪庵が江戸に赴いたのち、大阪の除痘館は適塾とともに四女、八千代の娘婿、緒方拙斎が洪庵の名代となって継承された。除痘館の施設は文久三年（一八六三）と元治元年（一八六四）の両度、将軍家茂（いえもち）の上洛にあたって徴用され、またその後の慶応二年（一八六六）に至る幕長戦争（征長の役）においても徴用、幕府の仮病院となったが、この間においても除痘館社中による牛痘種痘事業は休みなく続けられた。除痘館の西隣りにあった社中の一員、松本俊平宅で継続させていたのである。衰えることのなかった社中の熱意がうかがえよう。

やがて、慶応三年（一八六七）には幕府直属の公館（種痘館・公儀御場所）となり、大阪市中および摂津・河内・和泉・播磨の四か国におよぶ種痘普及事業を統轄する役割を担って、公の事業としての性格をさらに進化・拡大させるに至っている。洪庵が「除痘館記録」に記した牛痘種痘法普及にかける情熱が、社中によって自覚され、継承・発展した成果にほかならない。

こうした流れは明治新政府に引き継がれ、明治九年（一八七六）には政府による強制種痘制度の成立に至るが、それはまさに、洪庵の記した「除痘館記録」の精神の社会的な反映であり、実現であったといえようか。

なお、尼崎町除痘館・公館の跡地は、のち緒方家に返還され、産科・婦人科緒方病院を経て、こんにちの緒方ビル・クリニックセンターに至っている。

コラム①

大阪と江戸・東京——緒方洪庵の二つの墓所——

緒方高志

最近、緒方洪庵の墓所についての問い合せが増えてきた。洪庵に対する関心の高まりによるものであろう。しかし、これは一つには、墓所が大阪と東京に分かれるなど、分かりにくい形態であることに起因することのように思われる。そこで、私見を交えつつ、少し説明を加えておこう。

大阪の龍海寺（図13）

緒方家累代の墓所は大阪市北区寺町の龍海寺にある。洪庵は、長年大阪で適塾を主宰、同時に開業医として活動していた。しかし、晩年幕府に召されて奥医師となり、文久三年（一八六三）江戸で急逝したため、東京駒込の高林寺に葬られた。明治十九年（一八八六）大阪で没した妻の八重夫人も大阪の墓所に葬られたのち、遺骨が東京の墓所に分葬された。東京の高林寺に洪庵と八重夫人のお墓のあるゆえんである。ちなみに、大阪の龍海寺に葬られている洪庵のそれは遺髪である。

ところで、現在の大阪の墓所は、墓石に「明治三十三季八月　建之」とあるため、由緒ある場所ではあるものの、洪庵の死後四十年近く経ってから建てられたものである。墓域の広さは縦横七・二×六・一メートル、洪庵と八重夫人の墓石、それに無縫塔と名づけられた供養塔からなり、地下に緒方家一族の墓所が設けられている。墓としてこのように大きいのは、洪庵以後の子孫が多く入っていることと無関係ではあるまい。

建立以前の資料は残っていないが、現在の墓所の

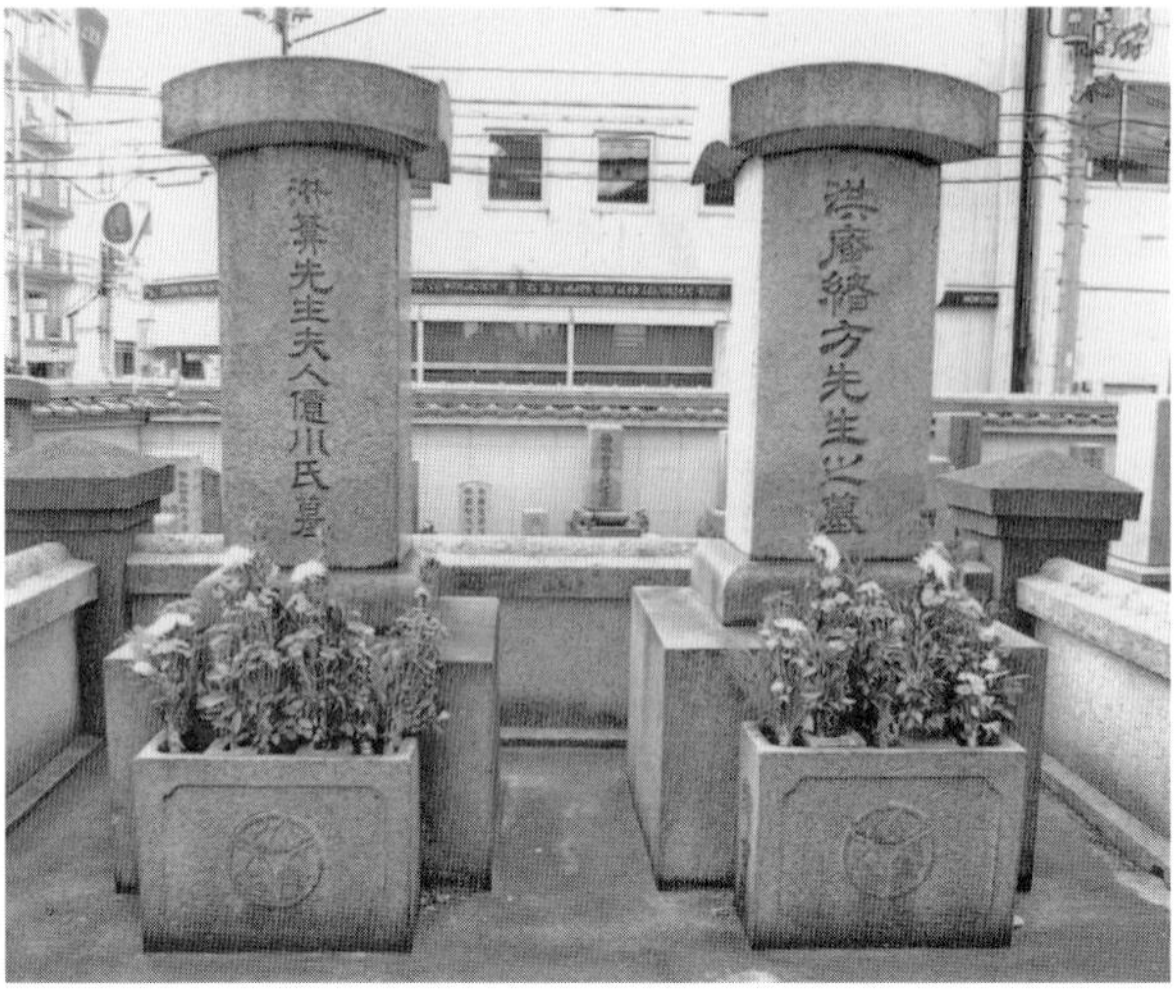

図13　大阪・龍海寺の緒方洪庵(右)と八重夫人(左)の墓標

一部には、古い墓石や基壇が地下室などに再利用されているので、敷地内にあった緒方家一族の墓をまとめて一つにしたのではないかと推測される。

さて、この墓所で目につくのは、洪庵の墓標同様の大きさで、隣りに八重夫人のそれが建立されていることである。洪庵が江戸で急逝した後、緒方家や適塾を蔭で支えたのは八重夫人であったことを考えると、これもうなずけるように思う。

地下の墓所には、洪庵の子息の惟準や若くしてイタリアで客死した惟直、準一（奈良県立医科大学・学長）、知三郎（東京医科大学・学長、東京大学医学部教授、文化勲章受賞者）、富雄（東京大学医学部教授、緒方医科学研究所・所長）、章（東京大学薬学部教授、日本薬剤師会・会長）、安雄（山王病院・院長）などの名前もみえる。緒方家一族の近・現代への流れをうかがわせるものであろう。

江戸・東京の高林寺（図14）

江戸で洪庵が亡くなった時、息絶えた洪庵の枕元には福沢諭吉・村田蔵六（大村益次郎）など、当時江戸に在住した洪庵の弟子が集まった。遺骸は当時土葬であったため大阪まで運ぶことはできず、江戸の高林寺に葬られた。現在大阪にある一族の墓所、龍海寺には遺髪が収められている。

洪庵は当時、江戸幕府に召し出され、奥医師として西洋医学所頭取を兼任していた。奥医師とは将軍の侍医で、また西洋医学所は神田お玉ケ池に設けられた「種痘所」が発展したもので、のちの東京大学医学部の前身である。

洪庵は医師として最も高い地位に就いたので、喜ばしいことではあったが、本人にとっては必ずしもそうとはいえなかった。大阪では自由な立場の「町の医者」であり、江戸で窮屈な「公の医師」になることは想像以上に大変なことであった。修行中の子供たちに、「医学のため、子孫のため、討死の覚悟」でこの仕事を引き受けたという内容の手紙を書き送ったことは、よく知られている。また大阪出立にあたって次のような和歌を詠んでいる。

おほやけのおほせをうけて
戌の八月いつかの日あづまに下るとて
旅たち侍るニよりて遺しける

よるへそと　おもひしものをなにはかた
あしのかりねと　なりにけるかな

としことに　おいそふのへのこまつ原
ちよにしけれと　うゑもかさねむ

前の歌は、江戸出府にあたって大阪の地に名残りを惜しむもの、後の一首は、除痘館での牛痘種痘法に対する自らの気持ちを除痘館自体にとどめおこうとする意図を持つもので、いずれも洪庵の率直な思いを詠んでいる。

江戸に着いてからの奥医師の仕事は形式や慣習に左右され、戸惑うことも多かったが、洪庵は将軍家茂の侍医として誠実に務めを果たしていた。また一

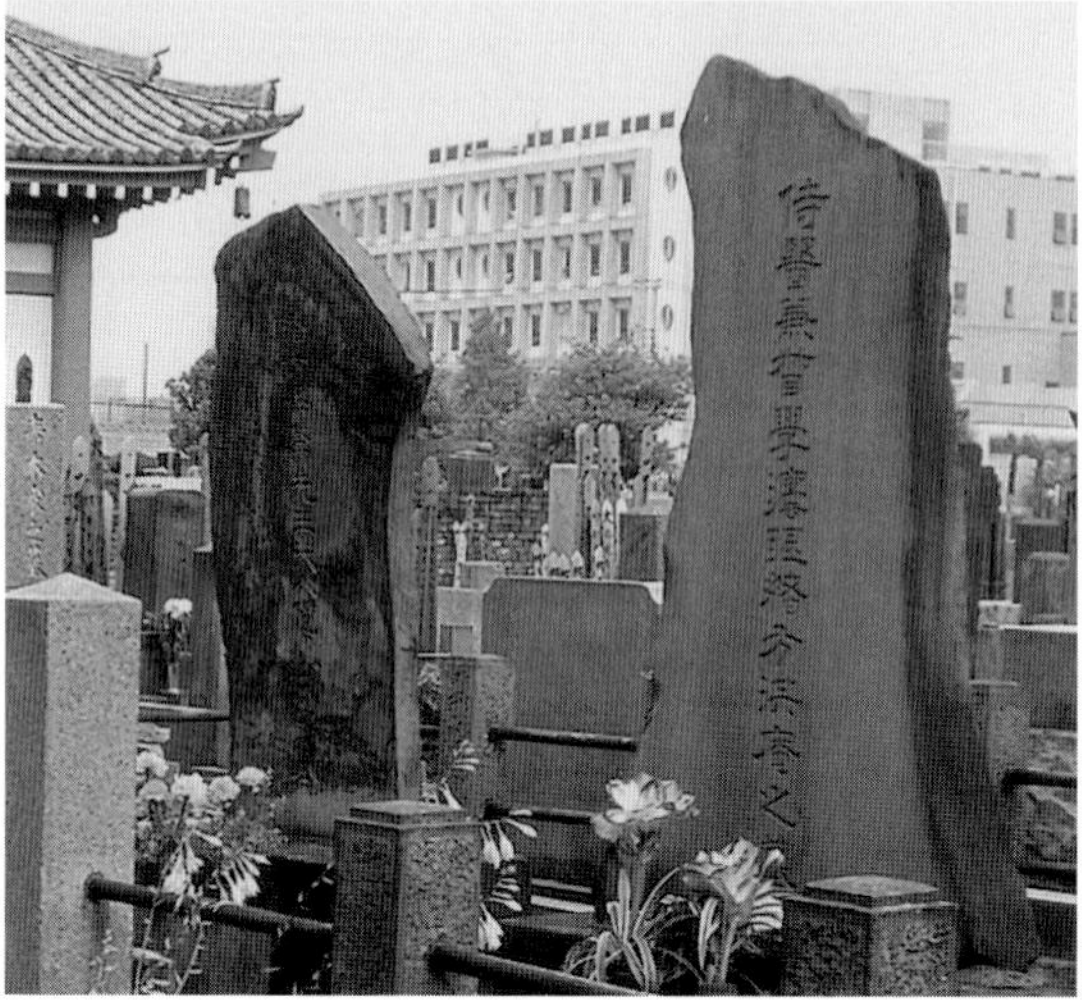
図14　東京・高林寺の洪庵(右)と八重夫人(左)の墓石

方、医学所頭取として医学所の体制づくりに努力を傾けていたにもかかわらず、わずか十か月ほどで急逝するに至ったことは、志半ばの洪庵にとって、はなはだ残念なことであっただろうと思われる。
洪庵の江戸での墓所、高林寺は現在東京都文京区にあり、大正十三年（一九二四）二月五日東京府知事により「東京府史跡」に仮指定され、翌年五月には「史跡　緒方洪庵之墓」の標柱が立てられるに至っている。墓所は、道路拡張のため昭和十一年（一九三六）六月二十二日に高林寺内の別の場所に移されて現在に至るが、ここには明治十九年（一八八六）大阪で亡くなった洪庵夫人・八重の遺骨が分骨され、その墓石が洪庵の墓に寄り添うように設けられていた原形に近い形も再現されている。
洪庵の遺骸が東京の空の下で眠っているのも、意外に知られていない話であろう。

第二章　大阪の除痘館の成立と展開

I　モーニケ苗の伝来と展開

米田該典

牛痘苗の伝来とモーニケ

わが国に活性のある牛痘苗（ワクチン）をはじめてもたらしたのは、長崎のオランダ商館医オットー・モーニケ（Otto Gottlieb Johann Mohnike）であった（図15）。これを契機としてわが国における牛痘種痘法の展開がはじまる。時に嘉永二年（一八四九）夏のことであった。

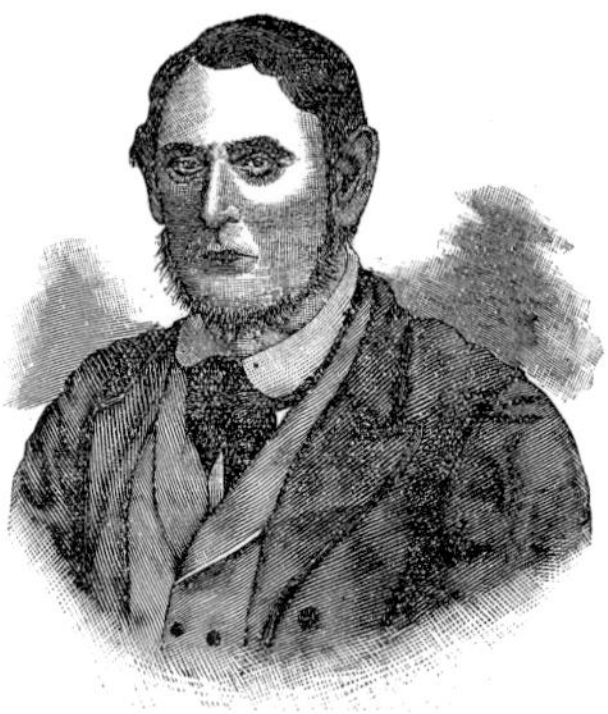

図15　オットー・モーニケ画像

しかし、その前年にも牛痘苗は導入されていた。モーニケが長崎のオランダ商館に着任したのは前年の嘉永元年のことであったが、その渡来時にもバタヴィアから牛痘苗を持参し、牛痘種痘を試みている。この時に成功したと喧伝した記録もあるが、実態は明らかでない。

同様のことは、シーボルトによって牛痘苗が導入されたという話や、ロシアに抑留された中川五郎治による蝦夷地の松前での接種実施など、牛痘苗移入の成功をうかがわせる記録は、モーニケ以前にもいくどかあった。しかし、それらに牛痘種痘を実施したとの確証はなく、接種を試みたという以上のことは分からない。

緒方洪庵は「除痘館記録」の巻頭でモーニケの偉業について触れ、「始て牛痘苗を持渡り、長崎之小児に種しを、本邦牛痘種法の根始とす」と書き記したが、その言辞は、おそらくそれ以前の牛痘苗渡来に関する状況を承知したうえで書き上げたのであろう。

こうした牛痘種痘の成否についてはさまざまな議論がある。元来、牛痘苗は小児に種え継いで活性を維持するのが通常のことであったが、オランダ商館にあっては関係者といえども、異国人の婦女子の渡来在住は一切認めていなかった。文化十四年（一八一七）オランダ商館長ブロンホフ（Jan Cock Blomhoff）が夫人をともなって来日した時には、国外退去させている。それだけに、牛痘苗が伝来しなかったのは「種え継いだ小児が渡来することがなかったから」という指摘もある。そのような前提があった故であろうか、モーニケは嘉永元年の着任時、腕に接種した小児たちを連れてくる方法をとることはなく、バタヴィアから漿液（しょうえき）のかたちで牛痘苗を持参している。漿液による接種法は効果が明瞭で最も確実な方法であったからである。

しかし、モーニケがそれを携えてわが国に到着したのは六月、今の太陽暦（新暦）でいう八月のことであって、バタヴィアからの航路では一週間以上が過ぎていた。炎暑の夏季、長い日数をかける船旅で牛痘苗がすでに変質していたことは、容易に想像できるところである。牛痘苗としては失活という事態に直面せざるを得なかった。

牛痘苗失活の事態を伝え聞いた長崎の唐通事（とうつうじ）たちは、そこで一つの方法を提案する。唐通事というのは、長崎在住の中国（清）人との仲介役で、通訳のみならず、あらゆる諸事に携わる人々であった。オランダ商館専門の通訳はオランダ通詞と呼ばれ、各々役割は異なっていた。この唐通事たちがオランダ通詞を通して一つの方法を提案した。それは、痂を乾燥させた乾痘痂（かんとうか）（カサブタ）として輸送してはどうかというものであった。その方法はすでに九州各地で行われていた中国渡来の人痘種痘法で用いられていた。人痘種痘法では痘苗の導入は乾痘痂として輸入していたからである。

モーニケは翌嘉永二年、この方法にならい、改めてバタヴィアから乾痘痂と漿液を取り寄せている。この結果、ただちに長崎で接種が行われ、活性を有する痘痂を見出し、それを種え継いで牛痘苗の確保を確かなものとしたのであった。しかし、時はエドワード・ジェンナー（Edward Jenner）の牛痘種痘成功からすでに五十余年を経ていた。

モーニケ苗の定着と波及

ところで、江戸時代の身分制度のなかで通事や通詞がこのように活発に動くことができたのは、彼らが身分を超えた実践的な面での情報にも通じていたからである。それは医療に関することだけではなかったであろう。そうしたオランダ通詞・唐通事たちを大事にしたのは、西国雄藩の藩主たちであった。

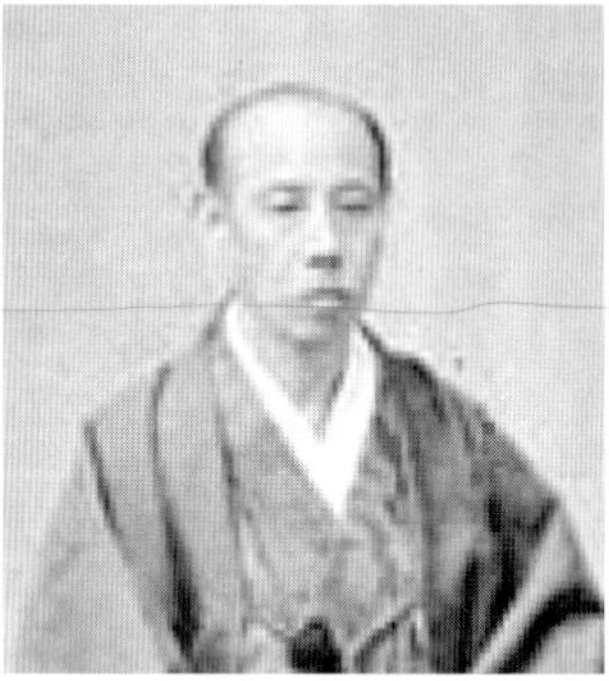

図16　松平慶永（春嶽）画像

「除痘館記録」の記事にそって読み解いてみよう。モーニケによる牛痘苗持ち渡りに次いで出てくるのは、その前の嘉永元年、越前福井藩主松平慶永（よしなが）（春嶽／図16）が牛痘苗の導入の必要性を理解し、幕府に中国経由での牛痘苗導入を請願した。そして藩医の笠原良策に命じ、長崎の唐通詞の頴川（えがわ）四郎左衛門にその確保を依頼させたとされている。この場合、正確にいえば、この時笠原良策はまだ藩医にはなっていないし、唐通詞は唐通事の誤記、頴川四郎左衛門も頴川四郎八の誤記であるが、記述の内容に大筋誤りはない。

一方、時を同じくして、オランダ商館に牛痘苗の導入を依頼していた名君がいた。それは佐賀藩主の鍋島直正（閑叟）である。鍋島直正は江戸の伊東玄朴などの勧めもあって、以前から長崎在の藩医・楢林（ならばやし）宗建（図17）に牛痘苗の導入・確保を命じていた。宗建はオランダ商館の通詞を通して痘苗の導入を依頼していたが、二十年ほど前の長崎でのシーボルト事件のこともあって商館自体の動きは停滞しており、ままならなかった。嘉永元年（一八四八）オランダ商館医としてモーニケが着任したのは、そんな時であった。

モーニケは、それまではジャワ島（インドネシア）で勤務していた。そこで腸チフスの流行に直面し、病治に多大の功績があったとしてオランダ獅子章と爵位を授与されている。そして一八四七年十一月医官に昇進、長崎出島のオランダ商館勤務を命じられて翌年八月に来日、着任している。その時、モーニケが牛痘苗を漿液として持参し、長崎で接種が行われたが失活しており、ことごとく善感しなかったことは先に述べてきた通りである。しかし、失意のモーニケを支えたのは、痂を乾燥させた乾痘痂として輸送するという、従来人痘種痘法で用いられてきた方法の教示であった。そして、このオランダ通詞を介してなされた唐通事の示した方法が功を奏したのであった。

モーニケは、改めてバタヴィアのオランダ東インド陸軍衛生局長ボッシュ（Willem Bosch）に痘痂（とうか）の送付を依頼した。それを受けたボッシュは、自らの息子に接種して得た新鮮な痘痂を送り出し、これが長崎に到着したのである。時に嘉永二年（一八四九）六月のことであった。

到着した牛痘痂を用いた牛痘種痘は、早速モーニケの手で佐賀藩医の楢林宗建の息子を含めた三人の子供に接種された。この種え継ぎの成功により牛痘苗は波及した。宗建はこの事態を江戸の藩主に知らせると同時に、牛

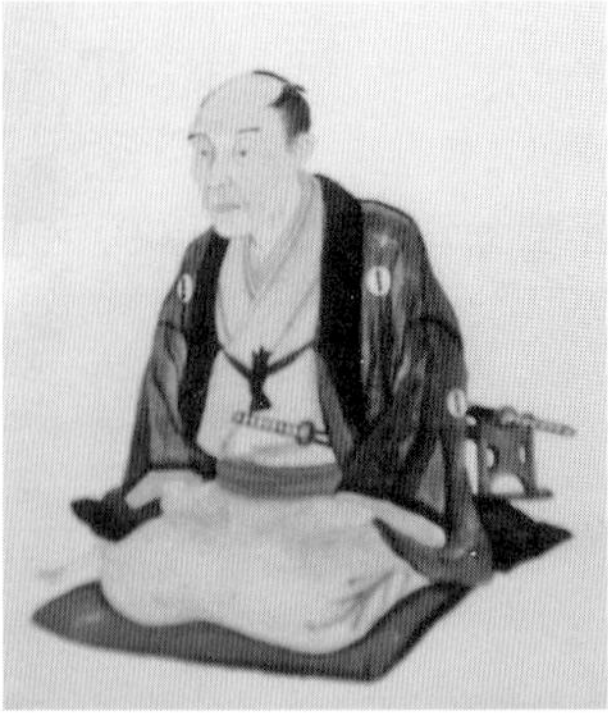

図17　楢林宗建画像

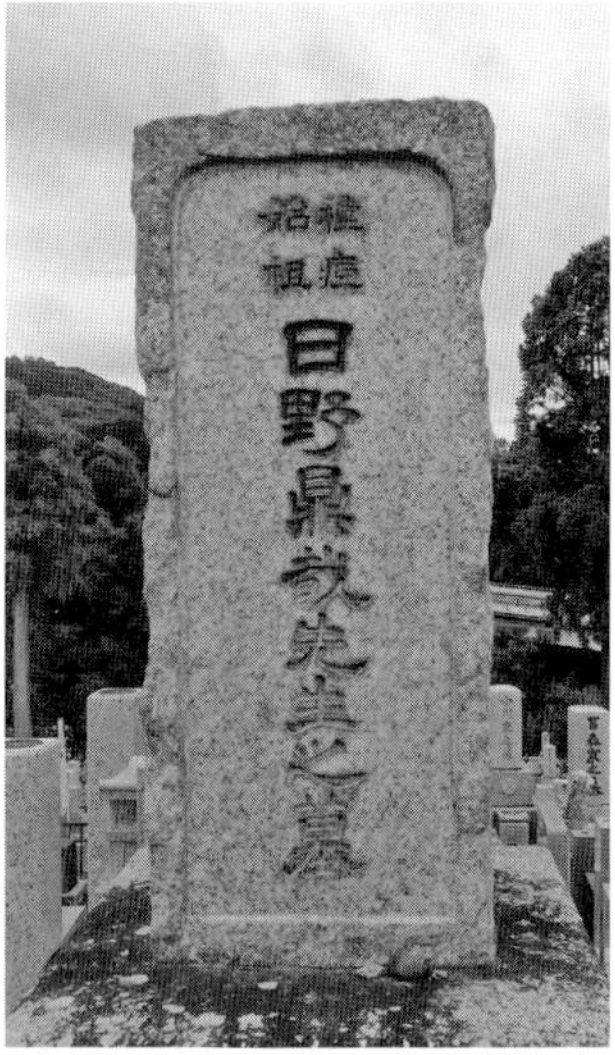

図18　日野鼎哉墓碑
（京都・東大谷鳥辺山墓地）

痘苗を佐賀藩に送り出した。それを藩医は江戸へ運び、藩主の孫に接種、善感を得たと記録されている。その一方で、楢林宗建は京都にいる兄で医人の楢林栄建にも分送している。

また、モーニケの取り寄せた牛痘苗はオランダ通詞から唐通事へと渡り、通事の一人潁川四郎八を通じて懇意の京都の医師、日野鼎哉（ていさい）（図18）のもとへ送られた。このように京都への牛痘苗の導入には二つの経路があったようであるが、その源は同じとみてよいであろう。モーニケが伝来させた牛痘苗（モーニケ苗）は、長崎から日本各地に普及していった。しかし、それがことごとく順調に受け入れられたわけではない。その最大の理由は、牛痘苗があっても接種を行うには相当に訓練された技術が必要であることにつきる。

このことからすれば、モーニケ苗が導入された時、種痘を熟知し、接種術を熟知した楢林宗建が長崎にいたことは、最大の幸運であったといえるかもしれない。

宗建は佐賀の人である。楢林家は元来長崎通詞の家柄であったが、医人をも輩出している。そのうちに宗建・栄建の兄弟がいた。宗建が長崎に住まいすることは故郷の拠点にいることにほかならない。その長崎に隣接する大村では、人痘種痘に熟達した長与俊達が古田山に天然痘専門の種痘山の施設をすでに開いており、福岡藩内では、かつてわが国の人痘種痘の祖ともいうべき緒方春朔（しゅんさく）が医業を開いていた（八五頁の図5参照）。そのはじまりは延享三年（一七四六）頃、李仁山が長崎ではじめて人痘種痘を行ったことである。そうした環境にあって、宗建が種痘を知り、種痘術を熟知していたのは当然のことであった。

牛痘苗渡来から十年、長崎では牛痘種痘は廃（すた）れてしまい、牛痘苗さえなくなったという。その後に来日したオランダ商館医たちは、長崎の天然痘事情を評して、牛痘苗渡来以前の姿に戻ったようだ、とさえ記述しているほどである。

しかし、その一方で、長崎の唐通事頴川四郎八の送った牛痘苗が京都の日野鼎哉のもとで善感し、定着した。除痘館が開かれ、牛痘種痘普及活動もはじまった。そのことを知った大阪の緒方洪庵や鼎哉の弟、日野葛民（かつみん）らはただちに京都へ向かい、大阪への痘苗の分与を願い出た。議論の結果これが許されて伝苗され、大阪の除痘館の牛痘種痘普及活動がはじまることとなった。こうして、大阪の除痘館の普及活動は大阪市中の接種だけでなく、近畿・中国・四国・九州のほか東海・北陸、さらには江戸におよぶ地域に幅広く分苗し、日本各地に牛痘種痘法を定着させる礎を築いた。長崎のオランダ商館医モーニケの取り寄せた牛痘苗が、大阪の除痘館での活動を経て実を結んだといえる。

このような大阪の除痘館の歩みの記録が、緒方洪庵の手になる「除痘館記録」である。除痘館の活動を推進するうえで、洪庵が最も留意したことは、牛痘種痘は広めると同時に継続することこそが重要だ、という点であった。そのために欠かせないのは接種や種え継ぎ技術の教育と伝習であった。洪庵による除痘館の推進は、このことを最大の課題として開設された。

Ⅱ　大阪の除痘館の成立

浅井允晶

牛痘苗の到来と緒方洪庵

嘉永二年（一八四九）の夏、オランダ商館医オットー・モーニケ（Otto Gottlieb Johann Mohnike）の取り寄せた牛痘苗（ワクチン）が痘痂（カサブタ）のかたちで長崎に伝わり、定着した。その種え継ぎ接種の流れのなかで痘苗接種の機会を得た長崎の唐通事潁川四郎八は、孫の腕の接種で確保した痘痂を京都の日野鼎哉のもとに急送した。これが日野鼎哉のもとで善感し、京都で牛痘種痘法が普及する礎となった。こうした方向は、鼎哉の門人であった福井の笠原良策（白翁／図19）が、越前福井藩主松平慶永（春嶽）の許可を受けてすでに早く牛痘苗移入を進めており、その計画に同調した鼎哉が、事前に長崎の唐通事潁川四郎八に牛痘苗入手を依頼していた成果であった。まもなく京都を訪れた笠原良策とともに、鼎哉は牛痘種痘の普及をはかり、牛痘苗を確保するため、新町通三条下ル頭町に除痘館を開設した。嘉永二年十月十六日のことであった。

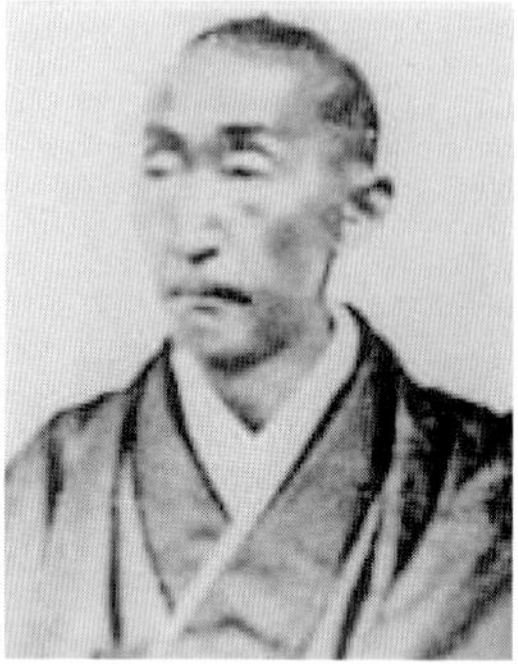

図19　笠原良策（白翁）画像

この京都での除痘館設置の情報は、ただちに大阪にも伝わった。日野鼎哉の弟で、兄同様長崎でシーボルト（Philipp Franz von Siebold）に学んだという日野葛民（かつみん）は当時大阪で開業していたが、この報に接してすばやく反応する。早速、緒方洪庵と相談し、大阪への牛痘苗の導入を画策するのである。

周知のように、緒方洪庵（一八一〇～六三）は天保九年（一八三八）から大阪で適塾を開き、蘭方系医学の研究と教育に力を注いできた蘭方医であったが、天然痘への取り組みのなかで早くから牛痘種痘法に関心を示し、それに関わる牛痘苗移入の必要性を痛感していた。牛痘苗伝来以前、天然痘との闘いで従来の人痘種痘法を用い、不幸な結果を招いた体験を持っていたからである。松本端の「大阪市種痘歴史」には、洪庵が天然痘患者の救済に人痘種痘法を用い、不幸な結末を招いた次のような話も伝えられている。

弘化年代ノ頃、高麗橋四丁目ニ葥原屋ト云ヘル白粉商永岡庄右衛門方二、三児ハ、皆此悪疫ニ罹リテ死亡シタリ。其祖母某（九十七、八歳ニテ明治十七、八年頃死ス）頗ル俠気アリテ、尋常婦人ニ異ナリ、何トカ避難ノ術ナキモノニヤト、日常懇意ナル緒方洪庵先生ニ相談シタルニ、書籍ニハ軽症痘瘡ノ落痂ヲ粉末トシ、鼻竅ヨリ吹キ入レ、軽易ノ良経過ヲ得ル者有リト云ヘドモ、余未ダ此術ヲ施シタルコトナシト聞キ、祖母ハ喜ンデ、其家人ヲ諭シテ、我愛孫ナル二歳許リナル児男（男児）ニ此術ヲ施サンコトヲ乞テ云ヘルニ、若シ果シテ此術ニ由テ好結果ヲ得ルコトアラバ、天下幾百万ノ生霊ヲ保全スルコトヲ得テ、其功徳ノ洪大ナルコト恐クハ無量ナラン。若シ又不幸ニシテ、悪性ノ痘毒ニ罹リテ其命ヲ奪ハルルモ、天然ニ感染シテ死亡スルモ同然ノ運命ニテ是非モナシ、トノ望ミナリケレバ、洪庵先生モ快諾シテ、此試験ヲ行ハレタルニ、不幸ニモ頗ル悪結果ヲ生ジテ、終ニ死亡シタリ。然レドモ、心アル人ハ皆、其祖母ノ公益心ニ富メルヲ称シタリト云フ。

右の「大阪市種痘歴史」の記事のなかで、松本端はこの祖母に関して「九十七、八歳ニテ、明治十七、八年頃死ス」とだけ記している。しかし、こうした記述のあることからすれば、この記事の内容は実情に近いものであったと推察できよう。人痘種痘法による施術で天然痘患者を救えなかった洪庵にとっては、無念きわまりない結末であったと思われる。

　しかも一方、緒方洪庵の牛痘種痘法についての理解はすでに早くから進められていた。洪庵の代表的な業績である『扶氏経験遺訓』（図20）は、ドイツのベルリン大学教授であったフーフェランド（C.W. Hufeland）の内科書のオランダ語訳からの重訳として知られ、また洪庵がこの訳稿を早くも天保十三年（一八四二）段階で一応仕上げていたというわくつきの大著であるが、その「皮膚病」の項目には、すでに「痘瘡」や「牛痘種法」についての内容が和訳されている。それだけに、人痘種痘法より安全性に富む牛痘種痘法を理解し、その接種に用いる牛痘苗の入手を心待ちにしていた洪庵にとって、京都での除痘館開設の情報は待望のものであったのである。

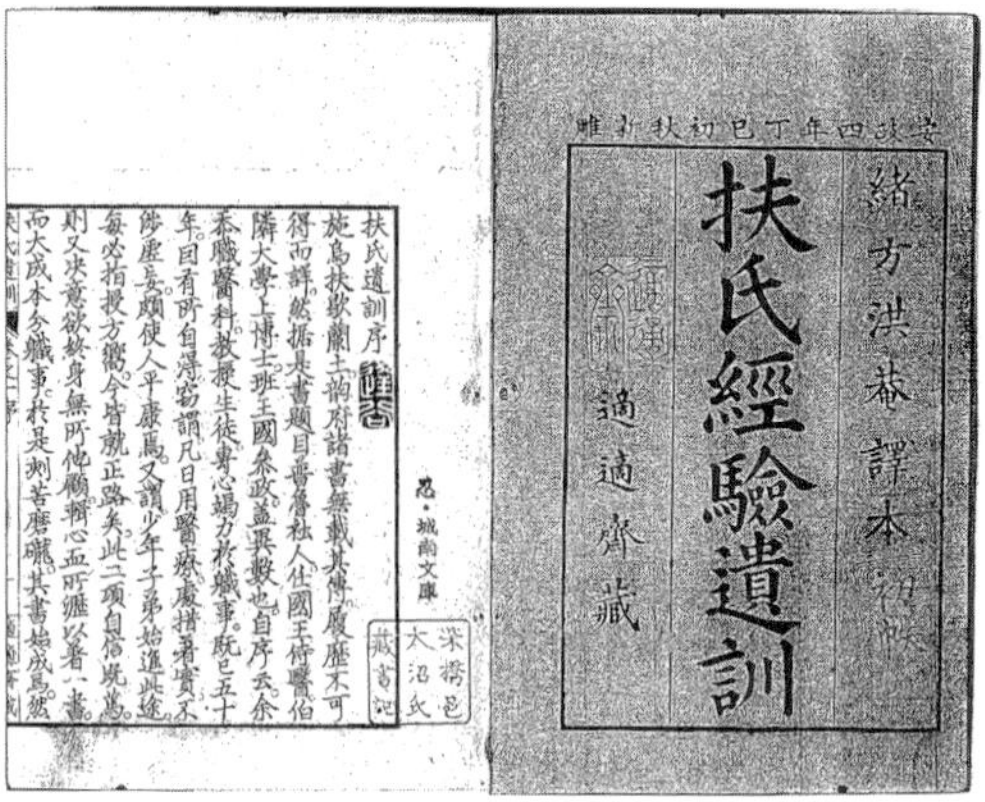

図20　緒方洪庵重訳『扶氏経験遺訓』

分付けされた「御用」の牛痘苗

　日野葛民と緒方洪庵による大阪への牛痘苗移入策は、受け入れ基盤の整備からはじまった。二人は大阪に牛痘種痘を広く普及させる目的で、その拠点となる種痘所の設置にとりかかる。唐薬種や蘭薬種などを広く取りあつかう薬種商の大和屋喜兵衛に協力を依頼して、大阪の古手町（現、大阪市中央区道修町四丁目）に喜兵衛の一族である大和屋伝兵衛の名義で一軒の借家を借り受けてもらい、種痘所としたのがこれである。

この折、こうした情報を耳にした堺の小林安石という医家が二人の意向に同調し、いわば同志として仲間に入ってきていた。安石は豊後日田の人、広瀬淡窓の咸宜園（かんぎえん）で学んだ人物であったが、彼もまた従来から牛痘種痘の導入を説き続けてきたことで知られる存在であった。

牛痘種痘の普及の拠点である種痘所を準備した葛民と洪庵は、安石とともに牛痘苗を小児の腕に種え継いでもらうため、一人の小児をともなって京都へ赴いた。一行が京都の除痘館に姿をあらわしたのは、嘉永二年（一八四九）十一月一日のことであった。

しかし、この日の葛民・洪庵・安石による牛痘苗種え継ぎ接種の願いは受け入れられなかった。笠原良策（白翁）らによって拒否されたからである。これには理由があった。当時京都の除痘館で用いられている牛痘苗は、元来良策が越前福井藩主松平慶永（春嶽）の許可のもとに進めていた牛痘苗移入策により確保した成果で、それに同調して計画を推し進めた鼎哉が、長崎の唐通事頴川四郎八に依頼して入手した「越前侯御用」という公用の牛痘苗と理解されていたからである。すなわち、それは越前福井藩主松平慶永侯の指示で入手した公用の越前福井藩の占有物で、牛痘苗を絶やすことを防ぎ、その保存・確保をはかるために京都で痘苗を種え継いでいるとの観点によるものであった。このため、良策にとっては、立場上京都の除痘館で使っている牛痘苗を個人的に分け与え、分苗することはできないというのである。葛民や洪庵ら一行の願いは大きな壁にさえぎられた。

ところが、その後両者が話し合いを重ねるなかで、双方の立場をともに有益な方向に導く修正案が生み出されてきた。それは、絶苗を防ぎ、牛痘苗の確保と保存をはかるためには、できるだけ多くの地に牛痘苗を分苗し、蓄えておく必要がある。京都のみならず大阪にも分苗しておくと万全ではないか、というものであった。ただ、

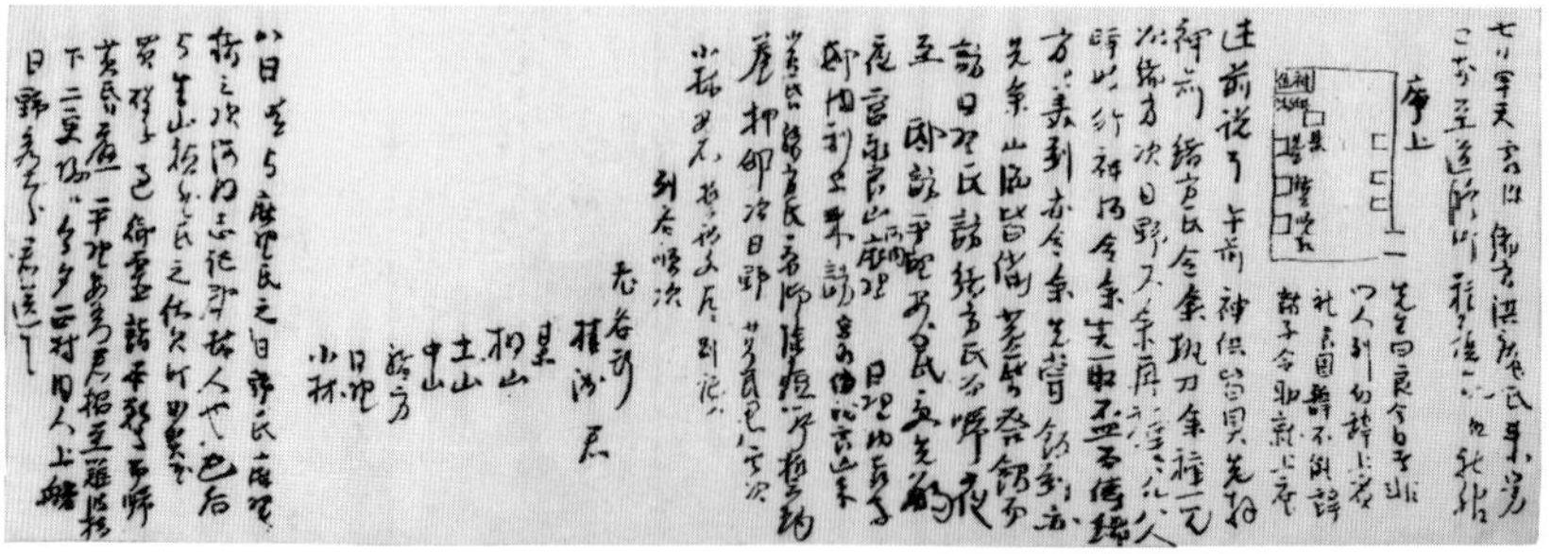

図21　笠原良策『戦兢録』（嘉永２＝1849年11月７日の条）

その場合には、良策の方から葛民・洪庵らに対して、逆に「越前侯御用」の牛痘苗の伝苗・分苗を依頼するかたちをとることになるが、そうすることによって京都の除痘館から大阪への痘苗分与という一件については全く問題がなくなるであろう、という提案である。両者とりなしの修正案が生み出されてきたわけである。良策はこの提案に同意し、後日改めて大阪へ出向いたうえで伝苗することになった。これで問題は決着したが、この方策を承知した良策にとっては、立場上苦渋の決断に近いものがあったであろう。

かくて、嘉永二年十一月六日、笠原良策は日野鼎哉とともに牛痘苗を腕に接種した小児を連れて京都を出立して大阪に向い、翌十一月七日、あらかじめ用意された古手町の種痘所（除痘館）で記念すべき伝苗の儀式を執り行った。笠原良策の『戦兢録（せんきょうろく）』（図21）には、伝苗式の模様が克明に記されている。その概要を示すと次の通りとなる。

当日、種痘所（除痘館）には、礼服に威儀を正した医家たちが緊張したおももちで集っていた。席上には京都の除痘館と同じく祭神の少彦名命が祭られ、厳粛な雰囲気がただよっている。良策（白翁）が部屋に入ると師にあたる日野鼎哉が、本日は正客、門人にあらずとして祭神を背にした中央の上座に招き、その右手に上座から鼎哉・洪庵・葛民の順に着座した。やがて一堂そろったところで良策が伝苗・分苗の趣旨を説く。それはすなわち、先に述べた伝苗・分苗の修正案の通り、主命で国許の福井に持ち帰る牛痘苗であるが、種切れ（絶苗）に備えて痘苗を維持し、その保存・確保をはかるため、このたび大阪の日野葛民・緒方洪庵らに分付けする、というものであった。次いで、良策の執刀で待機していた小児の腕に牛痘苗を接種し、続いて洪庵・葛民らが順次執刀、八児の腕に接種して伝苗を終えた。

夕方、京都の除痘館の誓約を記した巻物の列名末尾に、緒方洪庵・日野葛民・小林安石がそれぞれ署名・押印し、とどこおりなく伝苗式が終了した。（原漢文）

洪庵と葛民・安石らにとっては、待望のことであっただけに感慨無量であったと思われる。

なお当日、越前侍医・笠原良策の名で「大坂除痘館」の日野葛民・緒方洪庵宛てにしたためた、牛痘苗分付け（伝苗・分苗）についての「分苗証書」（『緒方洪庵没後一五〇周年記念　大阪の除痘館〈改訂・増補、第二版〉』二八頁所収）には、「此度依　主命　国許江持越候牛痘苗、為蕃殖貴殿方江令分付候、為国家御勉強所希候、以上」の文言が明記されている（一〇三頁の図10参照）。緒方洪庵筆の「除痘館記録」に、「良策ゟ葛民、洪庵へ續苗を頼ムの一札あり」とわざわざ注記されているのがこれにあたるのであろう。「大坂除痘館」の名称がこの段階で用いられているのも、留意すべき点である。

仁術の精神と除痘館活動の展開

この伝苗式によって大阪の種痘所（除痘館）は発足した。大阪における牛痘種痘法の流布はここにはじまるのである。牛痘種痘普及事業の実施にあたって葛民・洪庵、それに世話人として加盟した大和屋喜兵衛の三人は、あらかじめ誓いを立てた。その要点は次の通りである。

> 是唯仁術を旨とするのミ、世上の為メニ新法を弘むることなれハ、向来幾何の謝金を得ることありとも銘々己レか利とせす、更ニ仁術を行ふの料とせん事を第一の規定とす。

こうした仁術の精神にもとづく固い誓いのもと、以後三人は人々を天然痘（疱瘡）禍からまもるため、ただひたすら牛痘種痘法を普及させるという強固な理念をつらぬこうとした。洪庵は「除痘館記録」のなかで、このような牛痘種痘法普及の活動を「美事」という言葉で表現したが、その営利を目的としない姿勢には、経済的負担が重くのしかかっていたに違いない。その点からすれば、世話人として尽力した大和屋喜兵衛の存在も欠くべからざる意味を持とう。

しかし、その活動の「美事」さ故に、まもなくそこには志に同調する医家たちが馳せ参じてきた。いわゆる除痘館社中の結集であった。「除痘館記録」には、当初集った医家たちとして、中耕介・山田金江・原左一郎・村井俊蔵・内藤数馬・山本河内・各務（かがみ）相二・佐々木文中・緒方郁蔵の名があげられている。中耕介は洪庵の蘭学の師、中天游の嫡子で、洪庵の長崎遊学に随行後、萩の青木周弼（しゅうすけ）に師事した医家であり、原左一郎（老柳）は当時の大阪医学界の長老的存在である。各務相二は科学的な整骨術で知られる各務文献の二代後の跡目を継ぐ医家で、緒方郁蔵にいたっては、洪庵の義兄弟でその右腕という蘭学・医学のエキスパートである。郁蔵が除痘館発足後、適塾所蔵の蘭書を翻訳し、牛痘種痘法に関する部分をまとめて『散花錦嚢（さんかきんのう）』（上・下二冊／一四六頁の図28参照）という牛痘種痘書を刊行したことは多く知られるところである。こうした医家たちが洪庵や葛民にゆかりを持つことはいうまでもないが、そのほか山田金江や村井俊蔵・内藤数馬・山本河内・佐々木文中らも、右の医家たち同様、洪庵や葛民らに近い存在で、いずれも牛痘種痘法に通じた医師仲間であった。その点からすれば、洪庵や葛民周辺の、きわめて有意なメンバーが除痘館に参集したことになる。

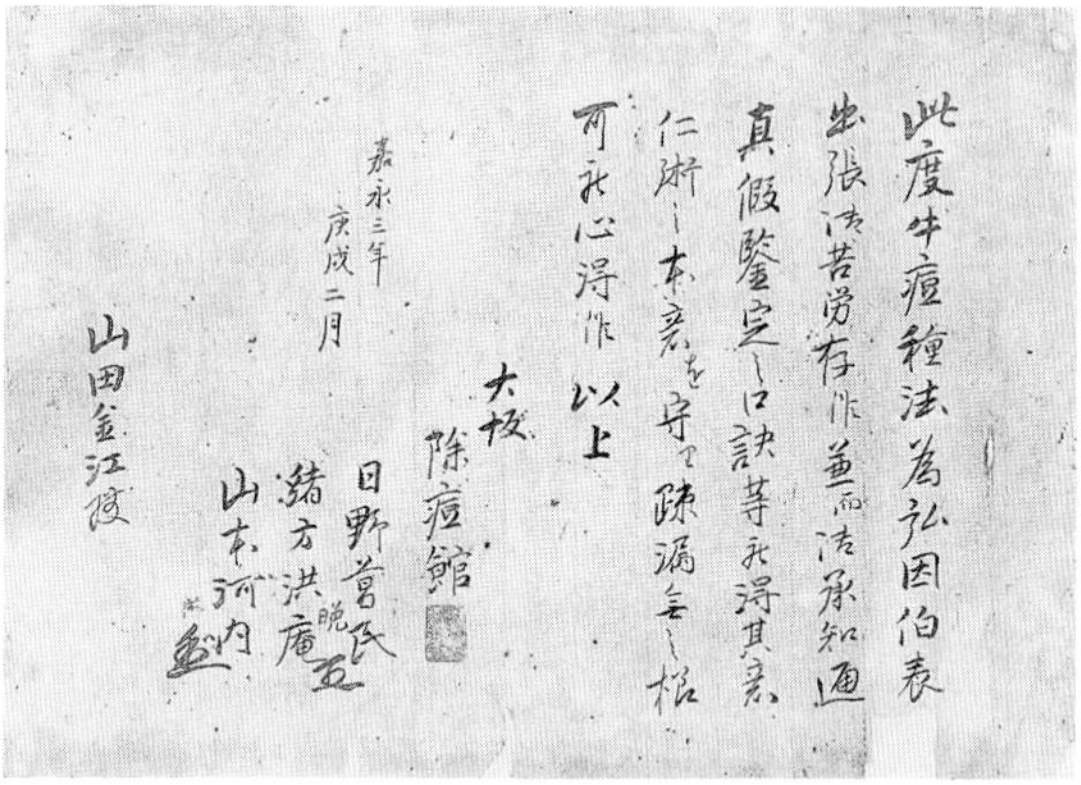
此度牛痘種法為弘因伯表
出張法苦労存候並而法承知通
真假鑒定之口訣等被得其意
仁術之本意を守て疎漏無之様
可被心得候　以上
嘉永三年
庚戌二月
大坂
除痘館
日野葛民
緒方洪庵　晩
山本河内
山田金江殿

図22　除痘館「分苗免状」(山田金江宛／嘉永３＝1850年)

なかでも、村井俊蔵と山田金江（図22）は社中加盟後まもなく、広く他の地域に牛痘苗を分与するという分苗・普及活動に従事した。村井俊蔵は伊勢国の亀山と松阪に出かけて分苗、この地域に牛痘種痘を伝えたし、また山田金江にあっては、牛痘種痘法に長じた松本元泰とともに遠く因幡・伯耆両国に足を運び、この地に広く牛痘種痘を定着させる役割を果たしている。こうした除痘館活動に対する積極的な取り組みは、単に大阪の除痘館で大阪市中に牛痘種痘を広めるだけでなく、遠近を問わず世の中に広くそれを普及させようとする除痘館事業のありかたを端的に物語っている。世の中に牛痘種痘法を普及させ、一人でも多くの人々を天然痘（痘瘡）の禍から救おうとするその姿勢は、大阪の除痘館活動の基調になっていたのである。

大阪の除痘館発足直後、嘉永二年十一月付けで除痘館が発行した分苗所一覧記載の「種痘引札」（前掲『大阪の除痘館〈改訂・増補、第二版〉』三三・三五・三七頁所収）には、分苗所一覧の冒頭に「出張医師」の項目があり、その欄には日野葛民・緒方洪庵に加えて中環（耕介）・山田金江・原左一郎・村井俊蔵・内藤数馬・山本河内・各務相二・佐々木文中・緒方郁蔵という前記の社中九名の名が明記されている。村井俊蔵・山田金江の二人はそうした役割のもとで使命を果したのであろうが、そのことからすれば、「引札」には、発足当初に結束した十一名の社中が、世の中に広く牛痘種痘を広めるべく、情熱を傾けて積極的に取り組もうとした証しが秘められているのであろう。

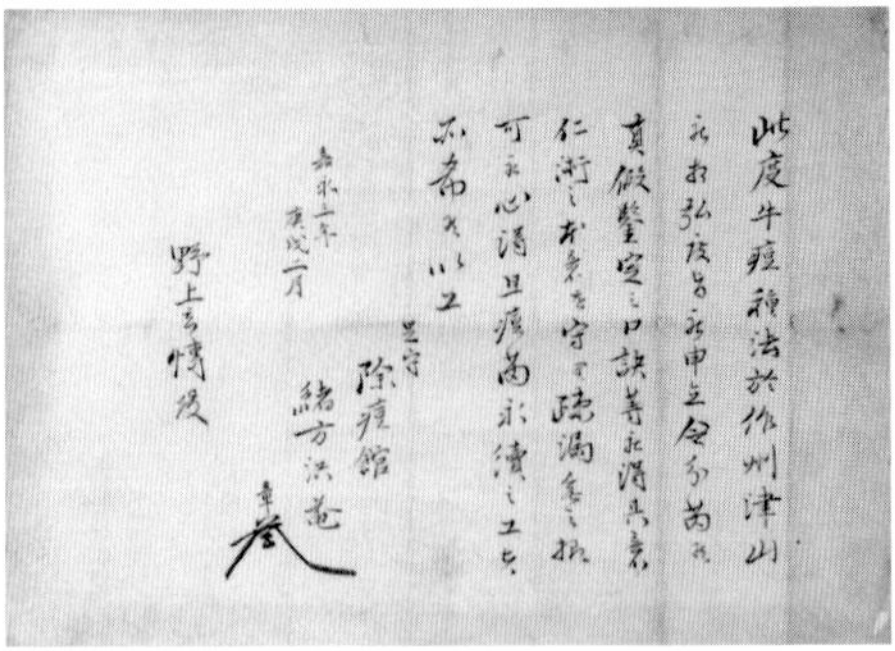

図23　足守除痘館「分苗免状」
（野上玄博宛／嘉永３＝1850年）

なお、嘉永三年（一八五〇）正月、緒方洪庵は備中足守藩主木下利恭（としやす）の命により、郷里の足守で牛痘種痘を普及させるべく帰郷し、当地に足守除痘館を開いた。これには適塾生が随行して組織を編成し、大阪の除痘館に類似した活動を進めたことが知られている。また、この活動によって牛痘種痘は近隣の他領にまで広まり、備前金川の難波抱節（なんばほうせつ）や備中簗瀬の山鳴大年（やまなりだいねん）、津山藩医の野上玄博（げんぱく）らは足守除痘館から牛痘苗を各々の拠点に導入（図23）、その周辺各地に牛痘種痘が急速に伝播した。この洪庵による足守伝苗のケースには特異な部分もあるが、一面においては大阪の除痘館による「出張医師」の役割に類するものとみることも可能である。

このような除痘館における他地域への分苗・普及活動は、近畿・中国・四国・九州のほか東海・北陸、あるいは江戸にまでおよぶが、それは開設後わずか五か月にして二十か国六十四か所にまでのぼっている。もとより、これには右の洪庵による足守伝苗は入っていない。それだけに、この牛痘種痘普及の成果は驚くべき数字といわねばなるまい。大阪の除痘館社中の情熱と心意気を伝えるものであろう。

大阪の除痘館は、このように大阪市中の人々に牛痘苗を接種して牛痘種痘法の普及をはかる一方、他地域に対しても積極的に分苗・伝苗を促進し、天然痘（痘瘡）の禍から世の中の人々を広く救済する普及活動を展開した。除痘館での接種にあたっては、施術を受けた人に対して種痘中の注意事項を細かく記した「心得書」を配布し、接種が無事終了した人には「疱瘡済証」（種痘済証）を手渡した。また、分苗・伝苗する場合は、牛痘苗の分与を受ける医家に対して接種する医療技術の伝習・教育を義務づけ、それを終えた医家に対してのみ「分苗免状」を発行した。それに対して伝習・教育をすませ、牛痘苗を分与される側の医家は「請状」を提出するのが習わしであった。

こうしたきめの細かい手続きの導入は、細心の注意を必要とする牛痘苗接種の医療技術に関わることだけに当然であったといえるが、当代これが組織的になされたのは大阪の除痘館での実施にはじまる。その意味で、大阪の除痘館活動は天然痘（痘瘡）の予防対策を対象として組織的な医療の枠組みを構築した画期的成果であったといえようか。

大阪の除痘館創設の意義には刮目すべきものがあろう。

コラム②

古手町除痘館記念碑の建立

川上　潤

天然痘（痘瘡）に対して極めて有効な予防法である牛痘種痘法を開発したのは、イギリスのエドワード・ジェンナーであった。一七九六年のことである。しかし、幕末の蘭方医の多くはその牛痘種痘法の存在を蘭書のなかで識りながら、痘苗となる牛痘苗（ワクチン）の入手が困難なため、その知識を活かすことなく、焦慮する長い時間を過ごさざるを得なかった。その間、多くの人々が天然痘の惨禍に飲み込まれていったのである。牛痘苗の導入はいくどとなく試みられたが、漿液（しょうえき）であった牛痘苗の性質上、保存手段のない当時、せっかく入手しても活性を失なっていて、善感させることができなかったからである。

しかし、嘉永二年（一八四九）の夏、長崎のオランダ商館医モーニケがバタヴィアから痘痂（とうか）（カサブタ）の状態で取り寄せた牛痘苗がようやく善感し、牛痘種痘法は急速に全国に広まっていった。ジェンナーが開発してから五十余年の時が流れていた。

洪庵が牛痘苗を入手したのは、この嘉永二年十一月七日のことである。かつて天然痘そのものをワクチンとして利用する人痘種痘法を用い、良い結果を出せなかった経験を持つ洪庵にとっては、待ちわびた瞬間であった。洪庵とその同志は大和屋喜兵衛の助力を得て、牛痘苗入手に貢献した同志、日野葛民（かつみん）

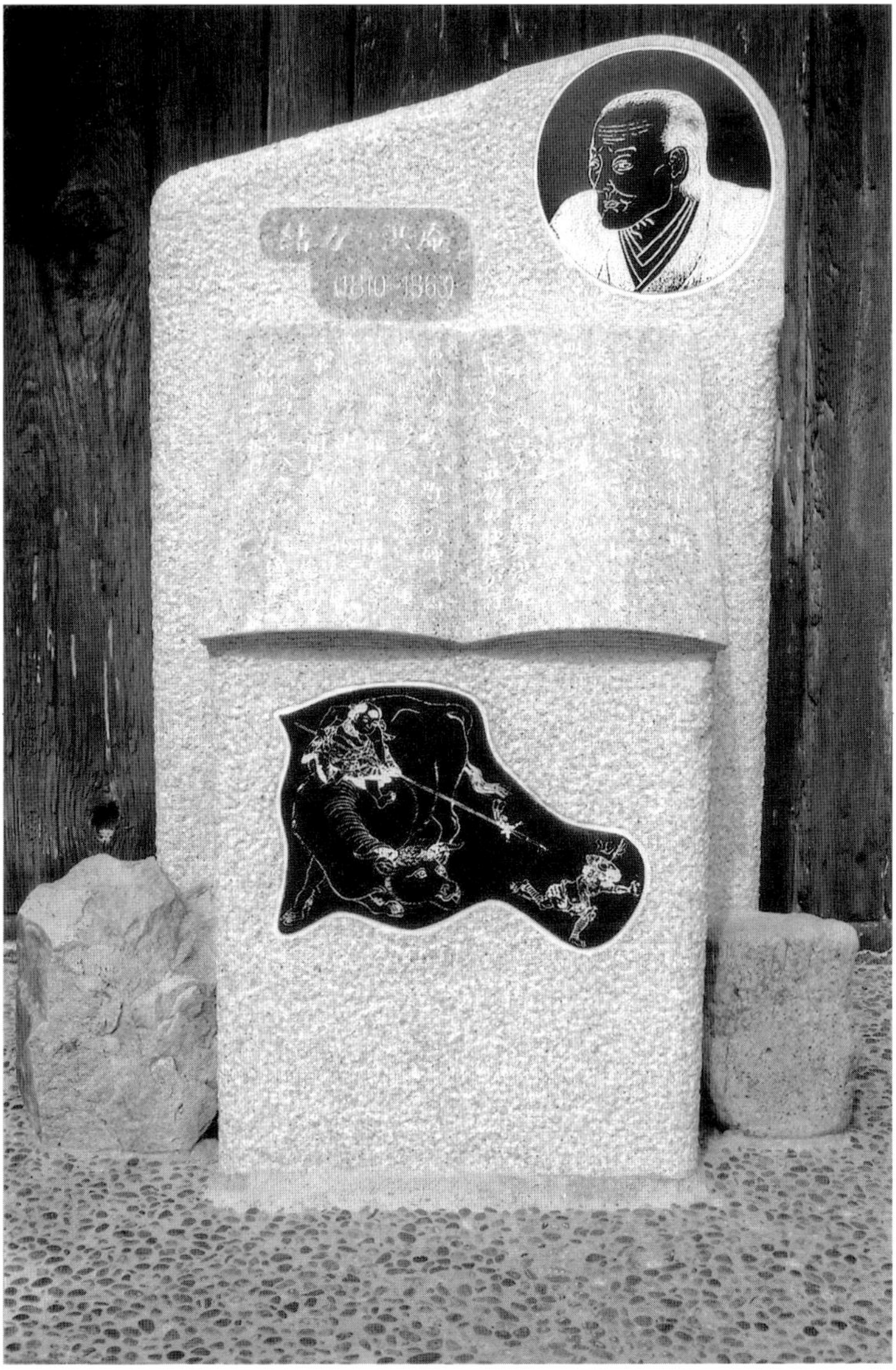

図24　古手町除痘館記念碑

宅近くに牛痘種痘を接種する施設を開設した。これが古手町（ふるてまち）の種痘所、大阪の除痘館である。

以来除痘館は、尼崎町一丁目（現、大阪市中央区今橋三丁目）に移転するまでの間、十一年にわたり、そこで活動を続けた。その活動を軌道にのせ、また安政五年（一八五八）全国に先駆けて幕府の官許を得たのもこの場所であった。それだけに、洪庵にとっても殊（こと）の外（ほか）思い入れのあるところであったと思われる。

しかし、当時「道修町御霊筋西へ入」と記された古手町除痘館跡が、現在の道修町四丁目に特定できることは調査などで分かっていたが、これを明示するものは設けられていなかった。そこで平成十九年（二〇〇七）春、日本医史学会総会が大阪で開催される機会をとらえ、その記念碑が建立されることとなった（図24）。

ところが、当該跡地は現在駐車場となっている。このため、そこに隣接する名代の老舗、うどんすきで知られる「美々卯」道修町店のかたわらに建立されたのである。この店舗の建築年は明らかでないが、京都では「大塀造り」と呼ばれる町家建築であり、幕末の町の往来を彷彿させているため、記念碑の設置には最適の場所となった。建立にあたっては株式会社「美々卯」の協力をいただいている。日本医史学会総会開催に先立つ平成十八年六月十二日のことであった。

桜御影石を用いた記念碑は、緒方洪庵の画像と種痘医・桑田立斎作成の引札の図版をあしらい、その碑文は芝哲夫氏（大阪大学名誉教授）の手になる。なお、足元には、砂岩の自然石がそのかたわらに寄り添い、支えるように配されている。この石は、備中足守の洪庵生誕地より採取されたものである。

Ⅲ　大阪の除痘館の活動と官許

古西義麿

苦難を越えて

大阪の除痘館は嘉永二年（一八四九）十一月七日に発足し、当初は大評判となった。当時適塾の門人であった竹内東白が兄、芳右衛門宛てに書いた嘉永三年二月十五日付けの書簡（芝哲夫「竹内東白の書簡について」、『適塾』二十一号）には、それについて、次のような記載がある。

当地道修町弐丁目[五]（筆者注：正しくは古手町）ニオイテ除痘館ヲ開キ候処大評判ト相成、浪華は勿論近在近国ヨリ新来之者日々五十人位ヅヽ入替リ立替リ門前ニ市ヲ成ストハ実ニ此事歟、右ニ付門人モ日々十人宛相詰メ候、小子ハ最初ヨリ右之事ニ関係致シ罷在候事故一日モ闕席成難ク、今日迄奔走ニ日月ヲ費シ（略）

この記事によれば、大阪の除痘館は開設直後、大阪市中はもちろんのこと、周辺の村々から日々五十人が入れ替わり、立ち替わり種痘を受けにきたので、適塾門人も毎日十人程度手伝いに出るほどであった。そのため、当初からそれに参加していた竹内東白は、一日も休めなかったというのである。

しかし、除痘館にはさまざまな困難が待ち受けていた。しばらくすると、種痘をすると牛になるなど悪い噂が

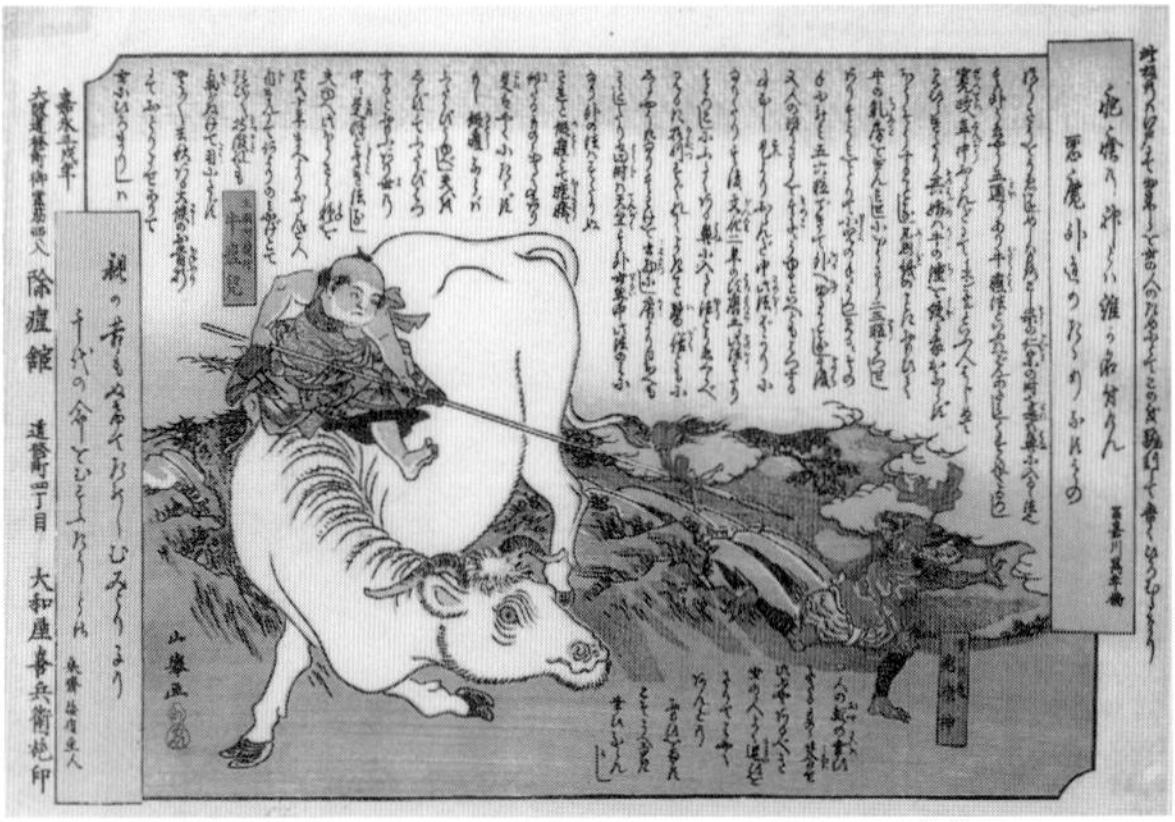

図25　除痘館「種痘啓発錦絵」（嘉永３＝1850年）

流れ、牛痘種痘には効力がないだけでなく、むしろ小児の身体に害があるということが広まって、ついには種痘の効果を信じる人は一人もいない状態になるのであった。こうした事情を「除痘館記録」は次のように記している。

都下悪説流布して、牛痘ハ益なきのミならす却て児體に害ありといひ、之を信するもの一人も無之ニ至れり。

このような状況のもと、除痘館の社中はどのようにそれに対応したのであろうか。「除痘館記録」は、続いて、次のように語ってくれる。

茲ニ於て不得已頗る米銭を費し、一會毎ニ四、五人の貧児を雇ひ、且ツ四方に奔走して之を諭し、之を勧め、辛して綿ゝ其苗を連續せること三、四年、漸くにして再ひ信用せらる、ことを得たり。

当時の牛痘種痘は小児に牛痘苗（ワクチン）を接種して、その膿漿（のうしょう）を牛痘苗として使用したため、人から人へと種え継ぐことで牛痘苗を確保していた。したがって、新たに接種を受ける人がいなければ牛痘苗は絶えてしまい、絶苗という事態に追い込まれてしまうのである。そこで、やむを得ず米や金銭を与えて小児を雇ったり、地域を奔走して、牛痘種痘について諭したり、勧めたりした。この間の辛苦は言葉に尽くせないものであったと思われる。

この苦しい時期を乗り越え、ようやく理解を得られるようになったのは、三年から四年後、嘉永四年から六年頃のことであろうか。ただ、幸か不幸か、当時は天然痘が毎年のように流行っていた。天然痘は古くから流行していた伝染病（感染症）であったが、古代に三十年間隔で流行していたそれは、時代が下がるにつれてその時期をせばめ、幕末当時には毎年のように流行していたのであった。この事態は、種痘した小児は天然痘に罹（かか）らないという結果を周囲に知らせることとなり、除痘館のこうした努力が少しずつ認められるようになってきたのである。

史料にみる除痘館活動の推移

ところで、当時の大阪には相撲見立ての医師番付が数多く出版されていた（図26）。一般に「大阪医師番付」という。これは寛政年間から明治二十年頃まで発行され、現在四十五枚が確認されているが（『大坂医師番付集成』）、これにはいずれも五十人から五百人におよぶ医師が掲載され、延べ収録数は一万二千人におよぶ。大阪の除痘館は、この番付にも「一人の医師」あつかいで掲載されるようになるが、初見は除痘館開設後七年目にあたる安政二年（一八五五）のことで、以後それは継続する。その掲載状況を少し詳しく紹介すると、次の通りとなる。

嘉永二年～嘉永五年　　医師番付に掲載なし（四年間）
嘉永六年～嘉永七年（安政元年）　医師番付未発見のため不明（二年間）
安政二年～文久三年　　役付の所に「除痘館」とあり（九年間、ただし安政六年・文久元年は番付未発見のため不明）
元治元年～慶応二年　　番付の欄外に「除痘館」とあり（三年間）

これによれば、除痘館は最初、行司など役付の位置に置かれ、最後の段階では番付欄外に記されるようになっている。医師ではなく一組織であるため、あつかいに苦労したのかも知れない。しかし、安政二年以降十二年間の番付掲載は、除痘館の存在自体が市中で認められたことを示すだけに、注目すべきところであろう。

さて、緒方洪庵はいくつかの日記を書き残しているが、その一つに『癸丑年中日次之記』（緒方富雄『緒方洪庵伝』所収／図27）という、嘉永六年（一八五三）一月から九月に至る間の記録がある。この時期は除痘館が大阪市中で理解されはじめた頃で、洪庵も除痘館の種痘定日に出席して活動するなど、除痘館関係の記事が多い。そこで、関係記事を少し拾ってみると次のようになる。傍注と（　）内は筆者の補足（以下同）。

一月　四　日　除痘館初種出席。
一月十七日　空心丁相生村屋勘介小児去る十日種痘の処、昨日除痘館へ参り懸け、途中より搐搦發し、天行痘合併の模様也。
一月十九日　日野葛民不快立寄、顳顬放血す。
一月二十六日　夜除痘館左一郎（原）来る、原（左一郎）より村井（俊蔵）へ到る書状持参、西宮痘児の事也。

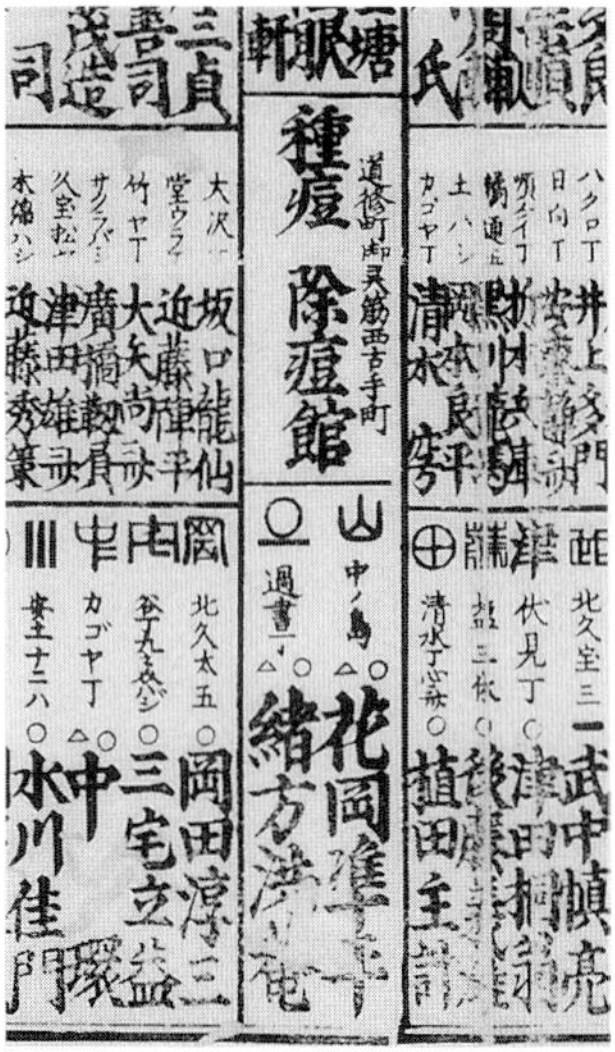

図26 「當時町請　発行名醫大輯」（安政５＝1858年改正版／部分）

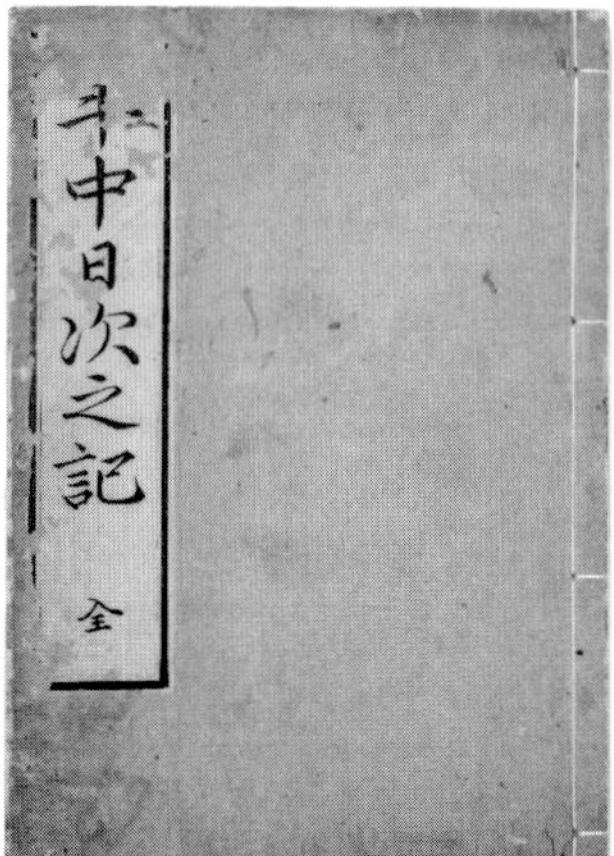

図27 『癸丑年中日次之記』（嘉永６＝1853年）

二月　四　日　古屋源之介（祐）（与力）男児両人村井宅にて種痘。
五月二十九日　今日除痘館絶苗に及ぶよし。
六月　朔　日　昨日除痘館絶苗に及び、右一大心配、明石天民より一児借り來り、一児に種るよし。
六月十三日　今朝有賀娘種痘す。
六月二十日　今朝始めて天満種痘始む。
（以後八月九日まで八回天満種痘の記事有り）
七月　九　日　今朝除痘（館）種痘新種児無之よし、歸宅後承る。

この頃、洪庵は六日ごとの種痘日に除痘館へ定例出勤していたが、この日記によれば、嘉永六年（一八五三）当時、除痘館社中の努力によって、その経営は多少上向きになっていたかと感じられる。すなわち、知人・友人の家族への種痘が時として除痘館を離れて行われたり、洪庵が独自に天満で種痘を行うという動きの幅の広がりもみられよう。一方で、除痘館に新たな小児が来ず、除痘館の牛痘苗絶苗の危機も生じているが、当時除痘館とは別に大阪市中で牛痘種痘を行っていた明石天民に助けられた記事もあった。こうした苦しい日々を送るなか、少しずつ市民の理解を得て種痘に来る人々も増え、安政二年から大阪の医師番付に「除痘館」の名前が掲載されるようになっていくのである（図26）。

社中の変遷と支える人々

この苦しい時期の煩労に堪えられず、それを厭い、あるいは自家の本業の妨げになるのを心配して退社した社中もいた。内藤数馬以下五人である。その五人とは、内藤数馬以外では緒方郁蔵・佐々木文中・各務相二（かがみ）、そし

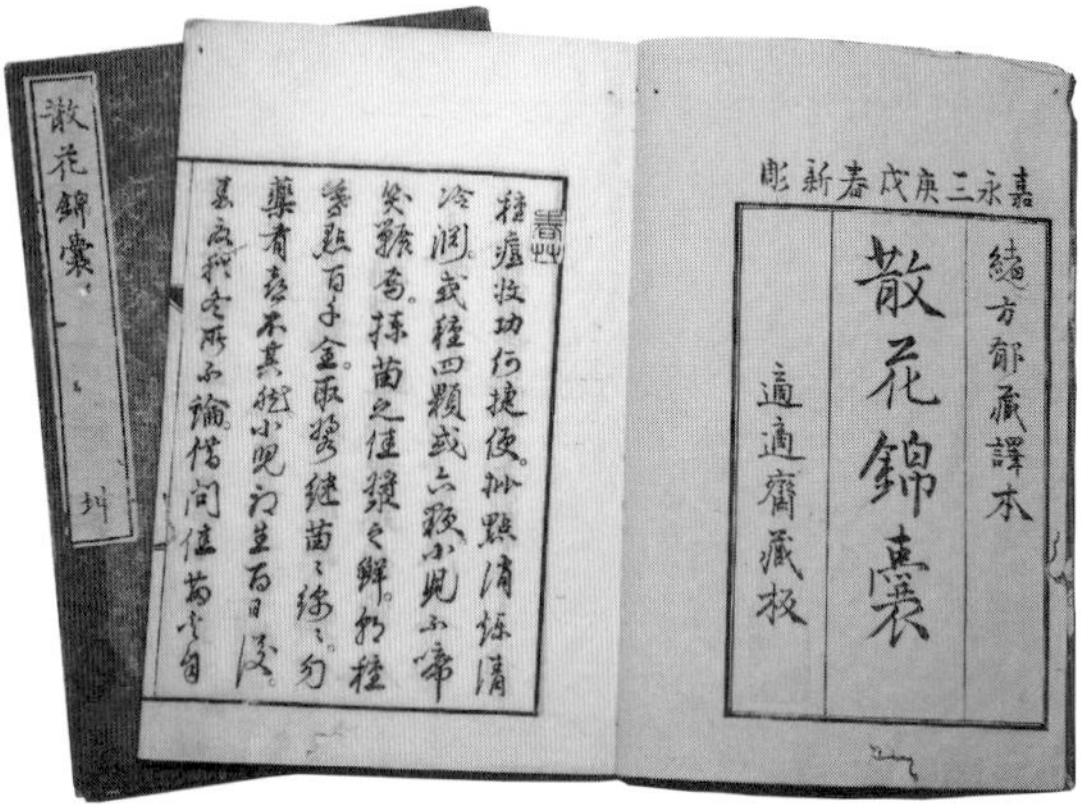

図28　緒方郁蔵『散花錦嚢』（嘉永３＝1850年）

て山本河内かと思われる。彼らは短期間の入社ではあったが、足跡を残した人も多かった。内藤数馬は原老柳・山田金江とともに大阪医界の長老である。洪庵とはその後も親交があり、退社後は摂津・河内の村々で種痘を行い、慶応三年（一八六七）の除痘館の公館化にともなって嗣子・謙吉とともに再度加わっている。緒方郁蔵は堪能なオランダ語を生かして、適塾所蔵の関係蘭書を使い、嘉永三年（一八五〇）三月、牛痘種痘書『散花錦嚢（さんかきんのう）』上・下二冊（図28）を適適斎蔵板として出版したが、別に除痘館秘蔵板（杏雨書屋所蔵他）もみられる。佐々木文中は紀伊国の華岡塾で外科を学んだのち、大阪で開業した。『種痘奇書』中の図を参考に、自ら種痘針を製造して同好者に分与したといわれる。山本河内は原老柳の門人という。退社の理由はそれぞれあるが、五人が欠けたことは除痘館運営にとってきびしい現実であった。これにより、除痘館に残ったのは緒方洪庵・日野葛民・中耕介・山田金江・原老柳（左一郎）・村井俊蔵・林元恭ならびに松本俊平の八名であったとみられる。

このほか松本端の「大阪市種痘歴史」には、伊藤玄英・春日寛平・斎藤英策・山本徳民らが社中として加わっていたことが記されている。春日寛平は文化九年（一八一二）に備前岡山に生まれた。名は頤、字は叔観、号載陽、寛平を通称した。大阪で藤沢東畡（とうがい）に漢学を学び、大矢尚斎や堺の橋本左司馬に医を学んで開業した。文久元年（一八六一）備前岡山藩医となり、明治においても漢方医界の大御所といわれた。明治十九年（一八八六）七十五歳で没した（春日顕『載陽遺稿』）。適塾の近隣、今橋三丁目に住んでいて、「与緒方洪庵書」も残るところから、洪庵との結びつきがうかがえよう。なお、斎藤英策は斎藤方策の孫、山本徳民は斎藤方策の女婿であった。

除痘館が苦しい日々を送っている時、その苦難を哀れみ、助けてくれた人々もいた。天満与力荻野勘左衛門と荻野七左衛門父子は除痘館発足当初からの良き協力者で、それを代表する。「除痘館記録」にはとくに記載はないが、そのほかにも協力してくれた与力も多い。先に紹介した洪庵の日記『癸丑年中日次之記』二月四日の条で、男児に接種してもらったという古屋源之介（祐）も与力で、のち慶応三年（一八六七）に除痘館が公館（種痘館）となった時には掛り与力となった人物であった。またそれ以外にも、嘉永二年（一八四九）十一月七日に行われた除痘館の分苗式で、荻野慎右衛門など五名の与力がその子女に種痘を受けさせたことはよく知られているが、町政に関与する実務者が積極的に協力していることは、除痘館の運営にとって心強い支援になっていたと思われる。

尼崎町住まいの豪商、平瀬市郎兵衛の母も協力者の一人である。幕末の大阪の平瀬家は、本家筋四代目の娘に婿を迎えた家を「大阪平瀬家新宅」と呼び、その三代目が幕末の平瀬市郎兵衛とされる。本家筋の平瀬宗十郎とともに豪商で、懐徳堂を支援するなどしたが、平瀬市郎兵衛の母は除痘館を支援した。

また、前掲「大阪市種痘歴史」には、次のような協力者も掲載されている。

松本俊平ハ、西成郡北野（村）ノ東北一小村（筆者注：友渕村のこと）往時数家ノ籬落、現今大阪監獄裏門ノ付近ノ住人、国学者有賀長隣氏長雄・長文両博士父方ヲ続苗所トシ、貧人ヲ勧誘シ、定日出張シテ、文久二年頃迄継続シタリ、其間、有賀氏、貧人ノ勧誘ニ與（あずか）リテ力多シト云フ。

松本俊平（図29）は当初除痘館の補助として参加し、社中原老柳の代役をつとめ、のち社中になった人であるが、除痘館から少し離れた摂州東成郡友渕村（現、大阪市都島区友渕）に、歌人の有賀長隣の厚意で種痘所（続苗所）をつくり、文久二年（一八六二）頃まで十数年にわたり継続させたという。これは貧しく恵まれない人々に牛痘種痘を施し、天然痘の禍から子供たちを救おうとする俊平の熱意の成果であったが、また同時に、有賀長隣の事業の大切さを見通した心強い支援のたまものであったといえる。

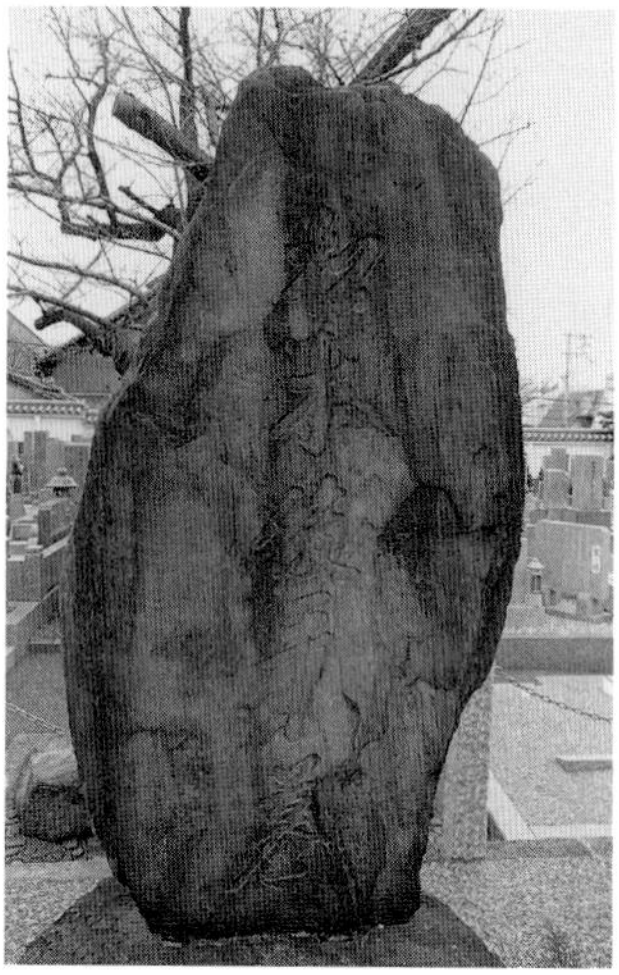

図29　松本俊平墓碑（大阪・齢延寺）

なお、こうした俊平の種痘所での活動は六日ごとに出張するものであったが、それは一つには除痘館の事業を補うものであり、しかもそれが十数年という長期にわたるのは、除痘館事業のなかでも他に例をみない。ちなみに、松本家は除痘館に隣接していた。それだけに、友渕村へは往復するだけで半日仕事になるであろう。それを無償で継続することの意義を忘れてはなるまい。

官許への道

ところで、除痘館は大阪に種痘所を設けてそれを一か所に限定、広く医家を集めて牛痘種痘を行おうと考えた。そのねらいについて「除痘館記録」は次のように述べている。

抑ゝ此舘を設て都下の一ヶ所に定メ、普く諸醫を茲ニ集めて之を行ハしめんとするの趣意ハ、其良術の猥りに眩鬻の徒の手に陥らんことを恐るゝと、其佳苗の連綿して絶ゆること勿らんことを希ふとニあり。

そのねらいは、すぐれた牛痘種痘術がみだりに眩鬻（げんいく）の徒、すなわちこの接種で安易な金儲けを企む人の手に入ることを恐れ、また、良質の牛痘苗を連続させて絶苗しないようにすることであるというのである。牛痘種痘が人々に受け入れられるようになると、見よう見まねで種痘を行う「眩瞀の徒」も当然出てくる。この「眩瞀の徒」に近い事例をここで紹介しておこう。堂島裏町住まいの眼科医・安積周輔は『大坂医師番付集成』に、弘化三年より元治元年まで十九年間のすべての番付にその名をみることができる。その周輔が安政二年の大阪医師番付によると、自宅で「種痘所　養済館」を開いていた。翌年の番付ではもうみることができないので取りやめたとみられるが、専門の眼科領域を越えて牛痘種痘を試みたのは眩瞀の徒ではないが、それに近い目的があったのではないだろうか。ちなみに、大阪の除痘館の分苗所一覧に安積周輔の名は当然みられないから、明石天民など除痘館以外から痘苗を入手したものと考えられる。

そこで、除痘館は大阪市中では種痘所を除痘館一か所にして官許を得たいと考え、この趣意を奉行所に願い出ようとした。幸いに、洪庵は町奉行や与力に知人が多く、こうした趣意を数十回内願してきた。その場合、内願の名義人は大和屋喜兵衛と隠居所の離れ座敷を除痘館に貸している大和屋伝兵衛名義で提出したが、この出願内容は新奇のことで旧例がなく、空しく十年の歳月が経過していた。

例えば、安政四年（一八五七）十一月二十五日に奉行所に出願し、大阪の三郷町中に種痘勧誘の触れ渡しを願った時、町年寄が奥印を拒否したことがある。そこで、この場合には、改めて願書の取り下げを願うという手続きを取らなければならなかった。その取り下げの願書は前掲「大阪市種痘歴史」に次のように記されている。

乍恐願下ケ御断

私共より、当二十五日、種疱瘡御教諭御願御訴訟奉申上度存候に付、町内年寄え奥印致呉候様相頼申候得共、致し呉不申候に付、其段御願奉申上候処、厚思召を以御利解被為成下、誠に難有一同奉恐伏候、全く訴訟面

不行届に付、右願下け仕度、乍恐此段奉願上候、何卒此段御聞届済被為成下候はゞ難有奉存候、以上

安政四巳年十一月二十九日

道脩町四丁目　大和屋喜兵衛

古手町　竹谷屋利兵衛支配　借家　大和屋傳兵衛

御奉行様

ところが、安政五年（一八五八）春のこと、大阪の東町奉行戸田伊豆守氏栄（うじよし）から、改めて除痘館に出席している医師（社中）より願書を提出するように内沙汰があった。戸田伊豆守氏栄は安政四年二月四日、勘定奉行次席西丸御留守居より東町奉行に就任し、翌五年八月二十一日に大阪で病没している（『柳営補任』五）。戸田伊豆守に対する除痘館の官許申請は在任中の安政四年十一月二十五日に第一回目の願い出を行い、旧例にしたがって右のように「乍恐願下ケ御断」を提出させられていた。しかし今回は、除痘館の出席医師名をもって、改めて官許申請の願書を提出するようにという内沙汰である。これについて、「除痘館記録」には次のように記されている。

安政五年戊午春戸田伊豆守殿御町奉行の節、改て出席醫師より願書可差出旨内沙汰有之、社中山田金江のミ市中住居の名前あるを以て、同人を願主とし書附差出せしに、早速御聞済ニ相成、同年四月廿四日三郷町中へ口達御觸書出て、種痘の害なきことを懇ニ被諭、且種痘所ハ古手町一ヶ所ニ限ることを許されたり。

まさに前年の願書を受けたかたちでの内沙汰なのであろう。早速指示にしたがって、市中居住の社中、山田金江を願主として官許願いを提出したところ、許可されるに至ったのであった。これにより、安政五年（一八五八）四月二十四日、大阪の三郷町中へ口達御触書が出され（図30）、牛痘種痘は害の無いことを諭すとともに、大阪の除痘館の官許と古手町一か所での種痘がようやく実現した。この結果、従来大阪市中で種痘を行っていた

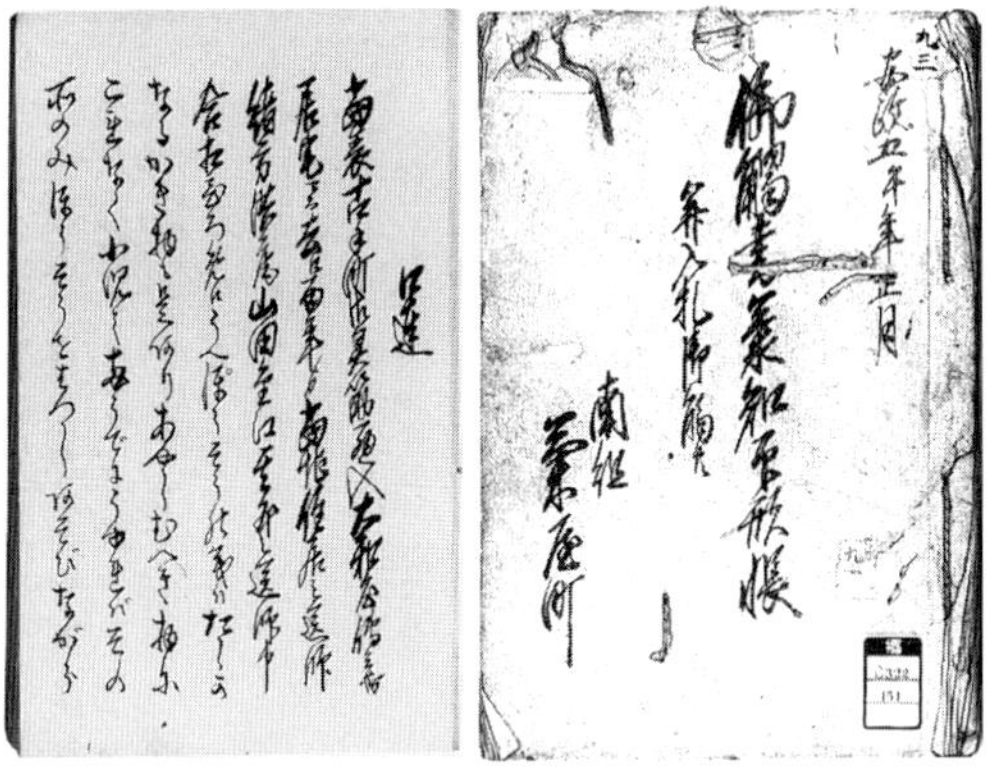

図30　除痘館官許の「口達」
（『御触書承知印形帳』／安政５＝1858年）

明石天民や森義仙らの事業の対象は周辺の村々に移行し、また、前述の安積周輔も大阪市中では種痘を行うことができなくなった。そして、問題となっていた金儲け主義の「眩鬻の徒」らが排除されたことはいうまでもない。なお、戸田伊豆守氏栄は除痘館官許の四か月後（八月）に病没している。

大阪の除痘館が官許されたのち、堺の種痘所は安政六年（一八五九）夏に、江戸の種痘所は万延元年（一八六〇）七月にそれぞれ官許を受けている。堺の除痘館は小林尚謙・吉雄元素・町田元耕の三人で発足したが、のちに井岡元作が加わり、大阪の除痘館から嘉永二年（一八四九）十一月に最初の分苗を受けた。その後も絶苗におよんでは分苗を受けることを繰り返しながらも継続していた。明治二年（一八六九）一月、堺で種痘掛りを仰せつけられたのは町田良節・吉雄玄良・井岡良策と増田秀斎であるが、その大部分は発足当初の町田元耕らの後裔ではないかとみられ、堺の種痘所がまがりなりにも明治まで継続していたとみることができよう。

また、江戸の種痘所は江戸在住の蘭方医八十三名が集まって、安政五年（一八五八）五月に神田お玉ケ池に設けられ、お玉ケ池種痘所と呼ばれた。その年十一月、付近の大火で消失したが、紀州有田郡広村出身で、千葉の豪商、浜口梧陵（ごりよう）らの寄付で翌年九月に再建された。万延元年（一八六〇）七月に官許の後、同年十月に幕府の直轄となって種痘所と呼ばれ、初代頭取に大槻俊斎が就任した。文久元年（一八六一）十月に西洋医学所と改称され、翌二年八月には、二代目頭取に緒方洪庵が就任した。文久三年二月に医学所と改められて間もない同年六月、洪庵が急死して松本良順が跡を嗣いだ。以後変遷しながらも今日の東京大学医学部に発展したと位置づけられている。

お玉ケ池種痘所設立の賛同者八十三名のうち、参考までにその一部を掲げると次のようになる。伊東玄朴・戸塚静海・竹内玄同・大槻俊斎・坪井信道・三宅艮斎・林洞海・箕作阮甫・桑田立斎など。

コラム③

除痘館での牛痘種痘接種風景

川上　潤

常陸府中藩（現、茨城県石岡市）の藩医手塚良仙（光照）の長男である良庵（良仙）は、安政二年（一八五五）大阪の緒方洪庵の適塾に入門して蘭方医学を学び、のち江戸のお玉ケ池種痘所の開設にあたっても力を尽くしたことで知られる蘭方医であった。その手塚良庵（良仙）の曾孫にあたるのが漫画家・手塚治虫氏である。

彼はまた、その良庵（良仙）を題材に取り上げた漫画『陽だまりの樹』という大作で、大阪の除痘館での種痘活動の様子を克明に描き出しているが、ここにはそのゆかり故の思いも込められているのであろう。

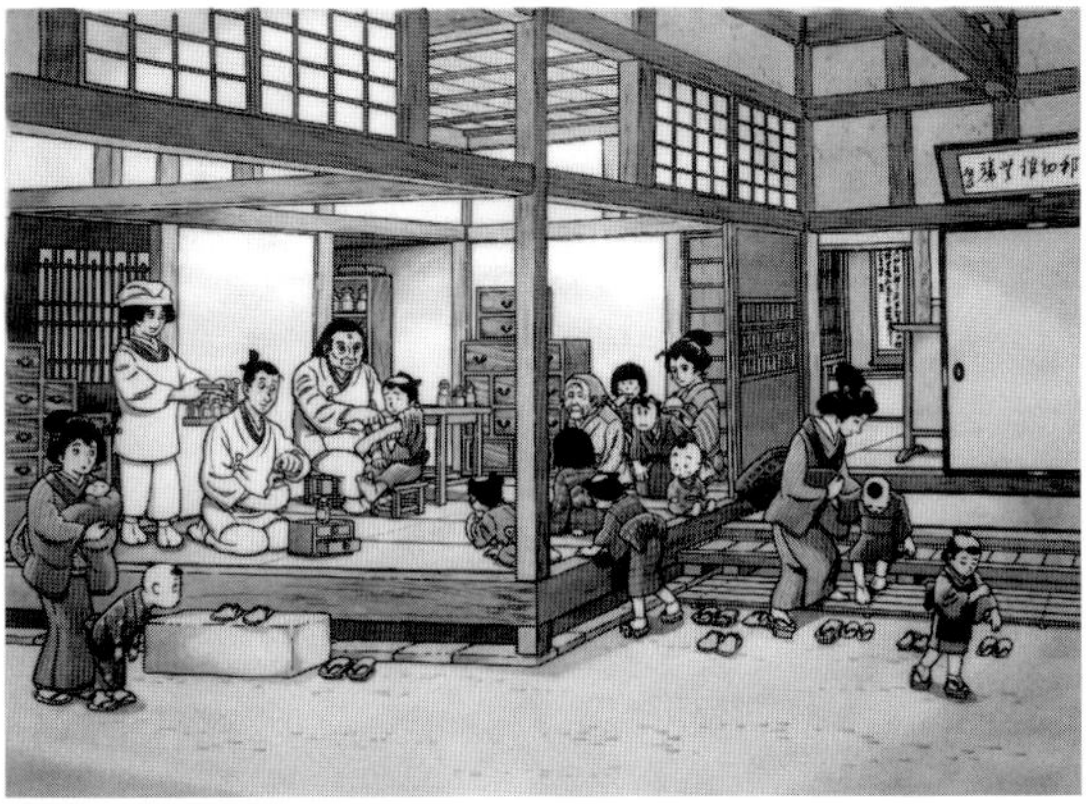

図31　「牛痘種痘接種風景」

そうした緒方洪庵と手塚良庵（良仙）の縁もあり、

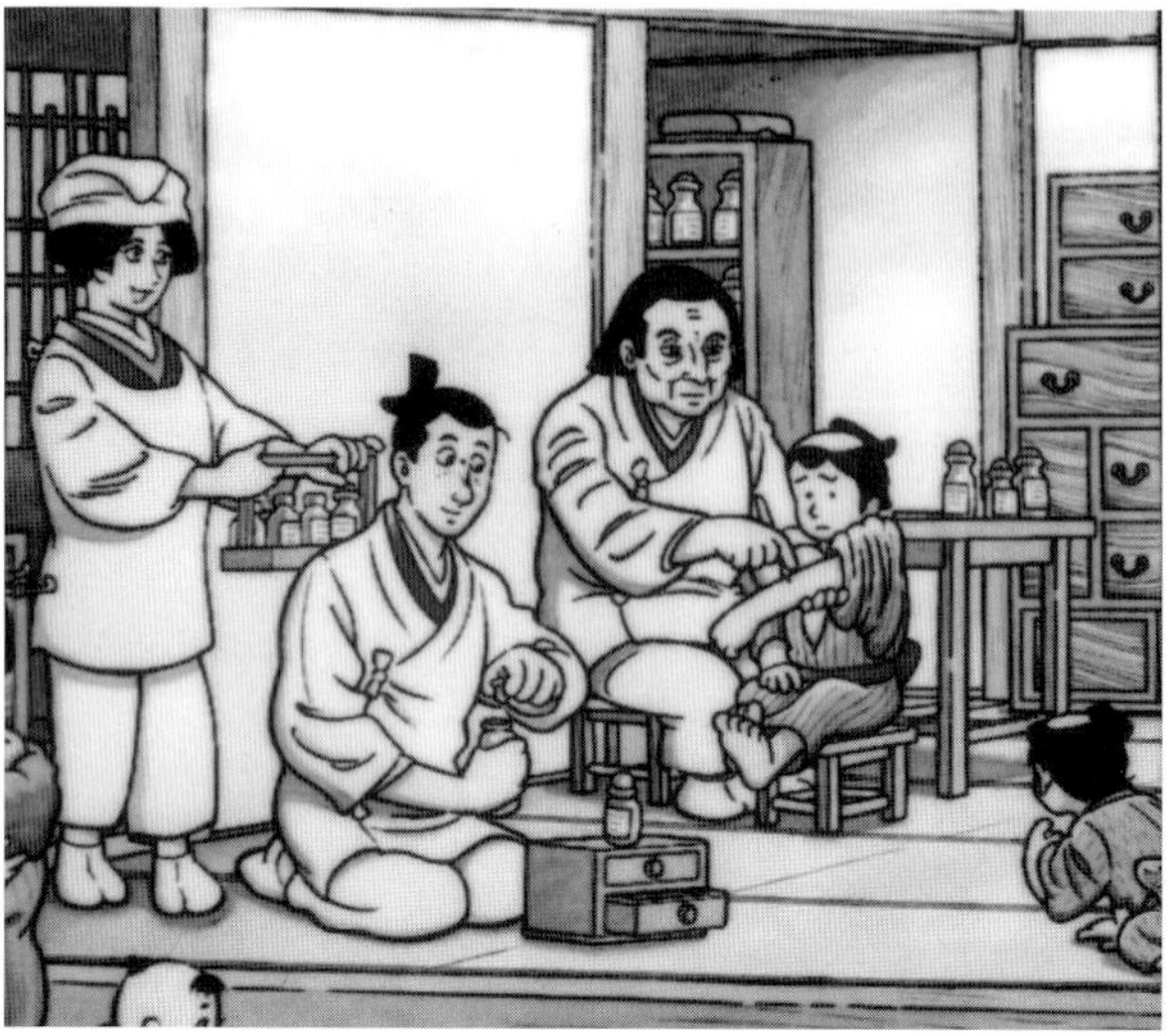

（図31の部分拡大）

大阪の除痘館での牛痘種痘接種模様の想像図を除痘館記念資料室オリジナルの画として㈱手塚プロダクションが制作したのが図31である。平成十八年（二〇〇六）の作である。洪庵と良庵（良仙）、この二人を中心とする除痘館活動の様子を的確に連想させる漫画の誕生であった。

この画の右上の鴨居にかかる扁額書は梅溪昇氏（大阪大学名誉教授）の手になるものである。扁額書の内容は洪庵と親しかった広瀬旭荘の種痘活動をたたえる詩の一部、「闔邦幼稚無殤（こうほうのようちに、わかじになし）」である。洪庵らの牛痘種痘法普及活動の広がりによって、わが国の子供たちが天然痘の犠牲にならなくなる、という意味がくみとれる。

Ⅳ　尼崎町除痘館の創成と展開

古西義麿

除痘館活動の促進

大阪の除痘館は、嘉永二年（一八四九）十一月大和屋喜兵衛の協力で、古手町（ふるてまち）（現、大阪市中央区道修町四丁目）にあった喜兵衛の別家、大和屋伝兵衛隠居所の離れ座敷を提供してもらい、除痘館としたことにはじまる。古手町除痘館の成立であった。最初の半年は多くの人が押し寄せたが、まもなく悪い噂が流れて利用者が激減し、社中一同牛痘苗（ワクチン）の保存・継続に苦心することとなった。しかし、幸か不幸か当時は天然痘が毎年のように流行したため、牛痘接種を行った小児とそうでない小児に違いがあらわれ、牛痘種痘の効能が少しずつ知られるようになった。そして、利用者が増えると、大和屋伝兵衛隠居所の離れ座敷では狭くなったため、まず安政三年（一八五六、開設七年目）頃に臨時種痘所を設けた。松本端の「大阪市種痘歴史」には次のように記されている。

安政三年頃、施術場狭隘ノ為メ、別ニ其向側、樋口三郎兵衛氏ノ座敷ヲ借リ、除痘館分室トシ、種痘定日ノミ此室ニ於テ施術ス。

これによれば、従来の施設では手狭（てぜま）になり、別に道向（南側）の樋口（加嶋屋）三郎兵衛の座敷を借りて除痘館の分室とし、種痘定日（六日毎）だけこの分室を利用したというのである。

開設十年目にあたる安政五年（一八五八）には除痘館が幕府から官許され、大阪市中の種痘所も除痘館一か所になったため、さらに利用者が増加した。というのも、大阪における牛痘種痘は嘉永二年の除痘館の開設以来、それによって金儲けをしようとする心ない輩が出現、またそれ以外にも、明石天民らの種痘医が大阪の除痘館とは別に種痘事業を行っていた実状があった。現に、嘉永六年（一八五三）六月朔日に除痘館が絶苗になったさいには、明石天民から牛痘苗を提供してもらっている（緒方洪庵『癸丑年中日次之記』）。そのほか安政二年、眼科医の安積周輔による種痘所「養済館」があり（一四九頁参照）、安政三年には森義仙による種痘が大阪でも行われていて（古西義麿『緒方洪庵と大坂の除痘館』）、当時の大阪市中では除痘館以外に複数の所で種痘が行われていたのである。しかし、彼らは除痘館官許後、その対象地域を大阪市中から周辺の村々などに移した。このため、さらに除痘館の仕事も増えることとなったのである。

史料にみる尼崎町除痘館の成立

そうしたことから除痘館の施術場はますます狭くなり、社中一同が申し合わせて新たに土地を購入し、移転した。尼崎町除痘館の成立である。前掲「大阪市種痘歴史」は、この時の約定書について次のように記録している。

万延元年八月、資産家高池清之助氏勘定元引請ニテ、尼ケ崎一丁目（現今、今橋三丁目三休橋通ヨリ淀屋橋通迄ノ旧称）銭屋武兵衛ノ家屋ヲ買入レ、除痘館ヲ移転セシムルニ付、高池清之助氏勘定方トナル、此時ノ約定左ノ如シ。

約定一札之事

一此度、尼ケ崎町壱丁目銭屋武兵衛所持家屋敷、其元殿名前に而譲受、我等致出銀、種痘所に取立候儀、相違無之、則沽券証文御渡しに相成、慥に預り申候。尤も右之家屋敷種痘所に取立候に付而は、其元殿万事引受被下、為後年其町内へ約定一札御差入に相成候旨、致承知候上は、町法通り急度相守り、銘々共勝手ケ間敷取計毛頭致間敷候。且又御公役・町入用等諸勘定向出銀之儀は、種痘所集銀を以て相渡し可申候。万一遅滞に及び候節は、銘々連印之者ゟ相弁、其元殿え聊御迷惑相掛申間敷候。為後日約定一札仍而如件。

万延元年庚申八月

大和屋喜兵衛
青山東太郎
日野　鼎（鼎哉）
高安丹山
林　元恭
松本俊平
山田金江
日野主税
緒方洪庵

高池清之助殿

この「約定一札」は、いわば契約書に相当する。万延元年（一八六〇）に尼崎町一丁目（現、大阪市中央区今橋三丁目）の銭屋武兵衛の家屋敷を購入し、除痘館を移転させるにさいして、除痘館側が名義上の名前人、高池

（屋）清之助に対して提出した約定確認書である。銭屋からの家屋敷売り渡し証文の受領や、除痘館側の諸経費などの負担、あるいは町法（町内式目）にもとづく土地・家屋の管理などの一切を高池屋に委ねるとする内容である。

この「約定一札」は、次に示す高池屋清之助からの約定書を受けて書き上げられたものであった。この高池屋の約定書には、除痘館側から名義上の名前人を依頼された高池屋清之助が、除痘館側の代金を支払って入手した銭屋の家屋敷売り渡し証文を除痘館側に手渡したことや、家守（やもり）、すなわち管理人に命じて町法による管理などを徹底させることなどが記されている。高池屋清之助は大阪の資産家であったが、除痘館側が名前人に頼みこんだ経緯も分かり興味深い。なお、家守には高池屋の手代脇屋文介があたることとなった。その除痘館宛ての高池屋清之助の「約定一札」は、次の通りである。

約定一札之事

一此度、当町内銭屋武兵衛所持家屋敷、御頼に付、貴殿方御出銀被成、拙者名前にて譲受、種痘所に御取立被成候儀、相違無之、則沽券証文御渡申置候。尤右之家屋敷種痘所と相成候に付而は、万事拙者引受、為後年約定一札町内へ差入置候儀故、町法通り慥成者家守に付置、支配為致、町用等為相勤候儀は勿論に御座候得共、自分勝手ケ間敷取計毛頭致間敷候。万一右家屋敷名前之儀に付脇方ゟ故障申出候者有之候共、拙者罷出全く貴殿方御取立之種痘所に相違無之段急度申立、聊御迷惑相掛申間敷候。為後日約定一札仍而如件。

万延元年庚申八月　　高池屋清之助

緒方洪庵殿
日野主税殿

山田金江殿
松本俊平殿
林　元恭殿
高安丹山殿
日野　鼎殿
青山東太郎殿
大和屋喜兵衛殿

こうして万延元年（一八六〇）九月、高池屋清之助に名義上の名前人を頼み、同家の手代脇屋文介を家守として土地家屋の管理を委ねた除痘館は、尼崎町一丁目の井池筋東へ入南側、銭屋武兵衛の家屋敷（間口八間半、奥行二十間）を購入して移転した。土地建物の買い取りや修理などはすべて高池屋清之助と脇屋文介の主従に委ねたが、その働きが顕著であったので高池屋清之助を除痘館の世話方に加えている。

ちなみに、この約定にもとづいて登記された安政三年（一八五六）改『尼崎町壱丁目水帳』（図32）には、次のように記載されている。（　）内筆者補足（以下同）。

一、表口八間半　裏行弐拾間　（銭屋）武兵衛ゟ買請名前ニ成　町内持掛屋敷
高池屋清之助（印）
借屋家守右同人　借屋
脇屋　文助（印）

萬延元申年十月九日

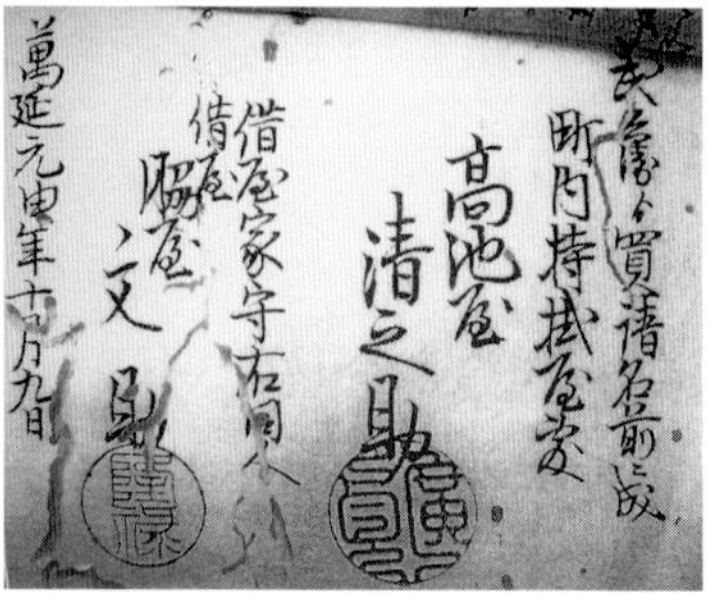

図32　『尼崎町壱丁目水帳』
（万延元年10月９日付け分）

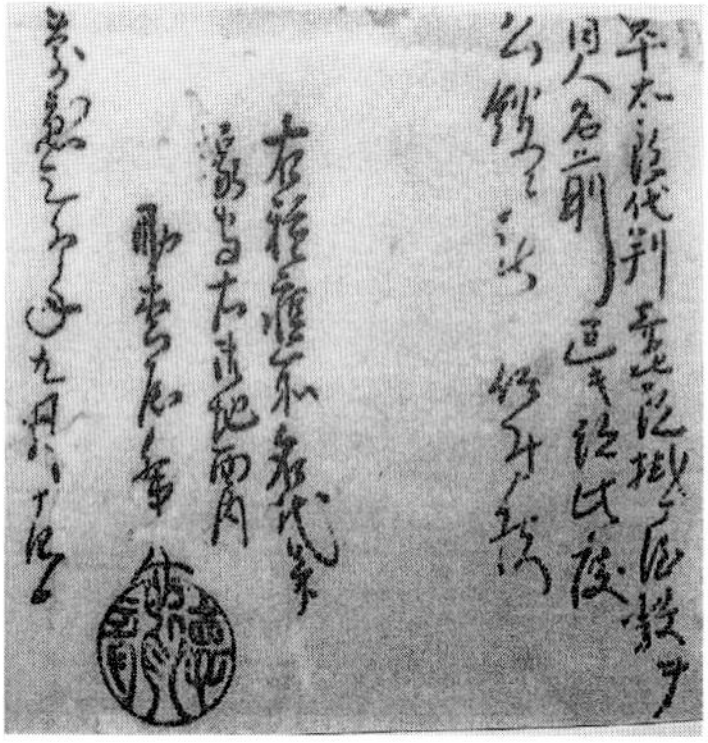

図33　『尼崎町壱丁目水帳』
（慶応３卯年９月14日付け分）

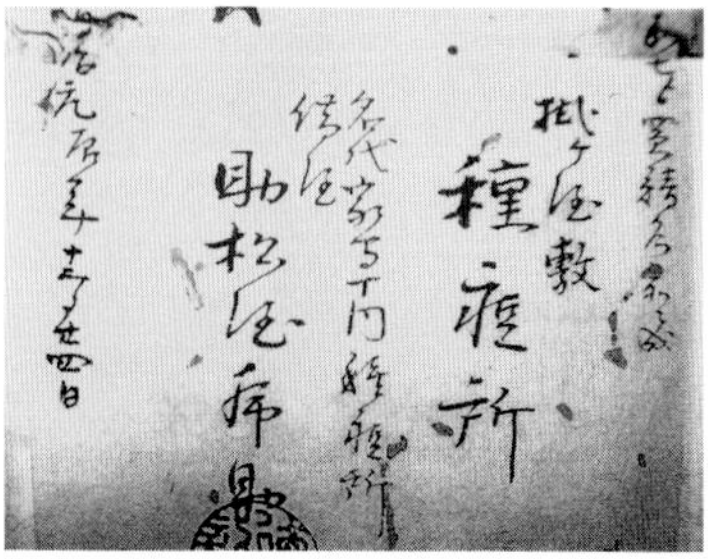

図34　『尼崎町壱丁目水帳』
（明治元辰年12月24日付け分）

掛屋敷（かけやしき）とは貸家のことである。ここに除痘館の名前はない。当時の町の自治法にのっとって、信頼関係の上に成立する取引きであったことがうかがえる。なお、近世大阪三郷の水帳（土地台帳）は明暦元年～安政三年までの約二百年間に十八回改められ（帳簿が作り直され）、その年（時）以外は変更事項が生じると貼り紙して訂正した。

水帳にみる施設名義の移り変わり

ところで、右の安政三年（一八五六）改『尼崎町壱丁目水帳』には、その後名義変更などにより次々と新所有者の名前が貼り紙されている。これにより除痘館の名儀上の所有者が明らかとなるため、以下若干その変遷に触れておくこととしたい。

まず慶応三年（一八六七）に次の記載がある（図33）。

（高池屋清之助嗣子）平太郎代判喜次郎掛ケ
屋敷ヲ同人名前退キ跡此度公館ニ被仰付候
　右種痘所名代幷家守右御地面内　助㕝屋庯介
　　慶応三卯年九月十四日

慶応三年四月、除痘館は幕府直属の公館になった。右の記事は、その公館化に関係して高池屋関係者が退き、助松屋が種痘所（公館）の名代および家守をつとめたことを示している。慶応三年九月の日付になっているのは、少し遅れた対応といえよう。

そしてまた、翌明治元年に次の記載がある（図34）。

（町内持　袴屋）嘉七ゟ買請名前ニ成
　　　　掛ケ屋敷　種痘所
　名代家守丁内種痘所借屋
　　　　　助松屋庯助
　　明治元辰年十二月廿四日

これは、明治元年に左隣りの家屋敷を購入したことを示すものである。この時期に施設を広げるというのは、種痘事業の繁忙につながるのであろうか。経済的にも何とかなる状況にあったのであろう。

さらに続いて、次のような記載もみえる。

一、表口拾三間　裏行弐拾間
　但、表口八間半　　　明治弐巳年十一月公館ニ成

表口四間半　　種　痘　所
右弐棟之処、壱棟ニ成　右種痘所名代幷家守　右地面内
明治四年四月十七日　　助松屋庯助

これによれば、種痘所が慶応三年の幕府公館に引き続き、明治二年に明治維新政府の公館となったことを示している。ただし、明治初年における種痘所の所属は日々変更がみられたので、どこまで公館としての役割を果たせたかは不明である。この記載の本来の目的は「弐棟」を「壱棟」に改めて登記することにあった。

除痘館社中の変遷

さて、除痘館も開設以来十年を迎えるようになると、先に退社した五人の社中（内藤数馬・緒方郁蔵・佐々木文中・各務相二・山本河内）以外にも追々死亡する者があらわれた。それにつれて、嗣子が加入したり、新たに補助や筆者として加わった人々もいる。

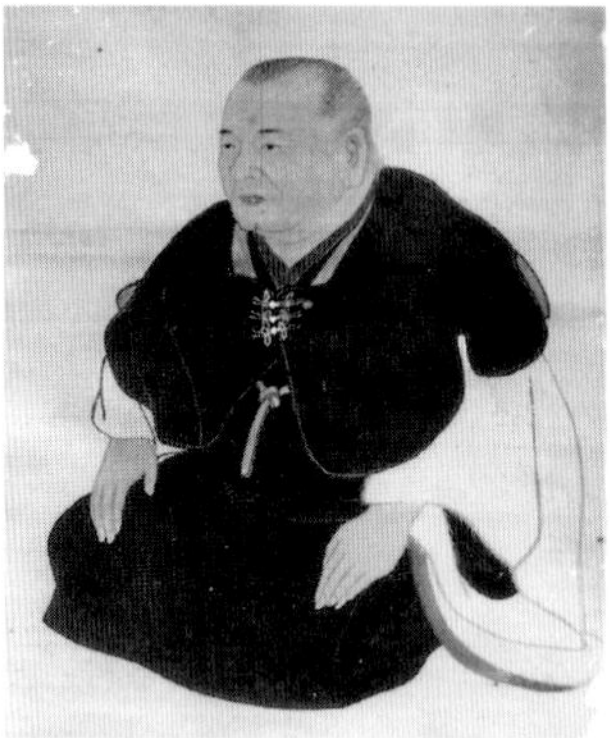

図35　原左一郎（老柳）画像

そこで、その社中の活動と変遷をたどるなかで除痘館事業の流れをみていくことにしよう。

原左一郎（老柳）　天明三年（一七八三）摂津西宮の生まれ。安政元年（一八五四）六月卒、七十二歳。老柳は除痘館発足時で六十七歳という高齢のため、当初から甥で門人で女婿でもある松本俊平に代勤させていたが、除痘館の分苗所百八十七か所のうち、原老柳関係の分苗所（十七か所）が緒方洪庵（二十六か所）に次いで多く、その功績は大きいもの

がある。老柳の人気度を大阪の医師番付でみると、天保三年（一八三二）から嘉永五年（一八五二）に至る三十一年間に発行されたすべての番付にその名が見出され、いかに親しまれていたかを知ることができる（図35）。

松本俊平　老柳没後は当然ながら松本俊平が跡を継いだが、俊平はその後、除痘館が完全閉鎖される明治六年（一八七三）までその組織の運営にかかわった。また、俊平の屋敷は尼崎町除痘館の西側にあって、文久三年（一八六三）・元治元年（一八六四）両度の将軍家茂（いえもち）入洛のさいとか、慶応年間（一八六五～六七）の幕長戦争のさいに支援組織の病院として接収されたので、松本家がそのつど除痘館業務を担った。そのため松本家に除痘館関係文書が残され、それを俊平の嗣子、松本端が明治末年の医学雑誌『刀圭新報』に「大阪市種痘歴史」として連載するという副産物が残された。また、松本俊平は摂州友渕村など周辺の村々への出張種痘を継続した。大阪の医師番付でも万延元年（一八六〇）から慶応二年（一八六六）に至る七年間の番付にその名をとどめている。

村井俊蔵　安政元年（一八五四）七月没。嘉永二年（一八四九）の除痘館引札で出張医師と位置づけられている社中の一人で、翌三年に伊勢の松阪・亀山に出張して分苗や牛痘種痘を行った。村井俊蔵が分苗免状に署名した除痘館の分苗記録は野呂文吾のみであるが、残された書状などから伊勢の広い範囲で分苗や牛痘種痘を行った可能性がある。俊蔵は大阪の医師番付では天保十五年（一八四四）から嘉永五年に至る九年間で、十枚の番付にその名がみえる。嗣子がいなかったので村井家は絶えた。

日野葛民（かつみん）と養子主税（ちから）（則義）　葛民は安政三年（一八五六）十月没。除痘館発足の立役者の一人で、京都に住む兄、日野鼎哉（ていさい）からもたらされた牛痘種痘実施の情報を緒方洪庵に伝え、大阪の除痘館発足の功労者となった。普段から洪庵とは親交があり、除痘館運営でもよき同志であった。葛民没後は養子の主税が跡を継いだ。葛民は大阪の医師番付では弘化二年（一八四五）から安政三年に至る十二年間で十枚の番付にその名がみえるが、日野主税（則義）も安政五年（一八五八）から明治十八年（一八八五）に至る二十八年にわたり、十一枚の番付にその名がみえる。

大和屋喜兵衛（初代・二代）　初代は安政六年（一八五九）七月没。大和屋喜兵衛も日野葛民同様に大阪の除痘館設立に重要な役割を果たしたが、創立十一年目の七月に没した。幸い、喜兵衛は嗣子、喜介が跡を嗣ぎ、大和屋喜兵衛を襲名した。

中耕介（三代目環）　緒方洪庵が蘭学を学んだ中天游（環）の嫡子で三代目環にあたる（二代目環は天游の従弟、伊三郎）。万延元年（一八六〇）二月没。中耕介は除痘館の補助（のち社中）であるとともに、嘉永三年（一八五〇）正月、摂州難波村で除痘館から分苗を受けた種痘医でもあった。耕介も嗣子がいなかったので中家は絶えた。

次に補助や、その後に加わった人について触れておこう。

林元恭　開設当初より補助として加わっていて、功績が著しいので、安政五年（一八五八）冬に社中に列した。元恭は除痘館社中であるとともに、嘉永三年（一八五〇）正月、中耕介と同様に摂州難波村で除痘館から分苗を受けた種痘医でもあった。文久元年（一八六一）に除痘館から退いたとみられるが、大阪の医師番付には弘化二年（一八四五）から元治元年（一八六四）にわたる二十年間で、十五枚の番付にその名をとどめる。

高安丹山（道純）　適塾門人。安政五年（一八五八）春に補助として加わった。牛痘苗の保存確保のために、市中に出掛けて貧しい子どもに品物を与えて種痘をするなど積極的な姿勢が目立ち、その勤務振りが良かったので、文久二年（一八六二）に社中となった。明治期の種痘館や医学校病院でも活躍し、のち高安病院長をつとめた。

日野鼎　安政六年（一八五九）秋に補助として加わった。本人に実績はないが、除痘館にとって功績ある日野鼎哉の嗣子として手厚くもてなされ、文久二年（一八六二）に社中となっている。明治初期の種痘館（明治期の除痘館の呼称）でも活躍した。

青山董(東)太郎　安政三年（一八五六）秋より筆者として補助の列に加わった。除痘館として初めての職種で、あつかいは補助なみであるが、種痘を受ける人が増え、事務方の仕事を担当したのではないかと考えられる。

除痘館活動の継承と展開

このようにみてくると、新たに尼崎町除痘館が開設された万延元年（一八六〇）当時、除痘館の組織を構成したのは、社中の緒方洪庵・日野主税・山田金江・松本俊平・林元恭、世話人として大和屋喜兵衛と高池屋清之助、補助として高安丹山・日野鼎・青山董（東）太郎であった。こうしたメンバーは、除痘館開設当初から中軸として活動した同志に加えて、それを継承し促進させる新たな後継者が結集した組織となっていることが判明する。尼崎町除痘館は開設以来の社中・世話人・補助たちが寒暑や雨雪をかえりみず、身を粉にして心労をはねのけ、身銭を切り、一銭の利をもとめることなくつとめた結果、ようやく十二年にして誕生させた成果であったが、その尼崎町除痘館という基盤に立脚して、新旧のメンバーが力を合わせ、ここに改めて事業を推進する陣容が成立したといってよい。除痘館の開設以来常に事業の中心として活動してきた緒方洪庵にとっては、尼崎町除痘館の創成が新たな除痘館事業の門出となるだけに、感慨深いものがあったことと思われる。

洪庵は「除痘館記録」の最後に、今後事業を継承する人々に対して越前福井藩主松平慶永（よしなが）（春嶽）や藩医笠原良策、そして良策の師である日野鼎哉ら、大阪の除痘館開設に必要不可欠な牛痘苗分与に向けて理解を示し、後援してくれた人々の恩恵を心にきざみ、仁術の本意を失うことなくその志を継いでほしいという意味の文言を記したが、それはまさに除痘館事業の再出発にさいして願う洪庵の思いそのものであったであろう。

　こうして、尼崎町除痘館創成以後、洪庵を中心とする事業は順調に推移した。しかし、適塾を主宰するかたわら除痘館をリードしていた洪庵は、文久二年（一八六二）幕府の奥医師に任ぜられて大阪を離れた。次いでまもなく西洋医学所頭取にあげられるが、翌年江戸で急逝した。

　だが、大阪では、洪庵が適塾や除痘館の発展を願って跡を託してきた四女・八千代の夫、緒方拙斎を中心とする除痘館社中らの除痘館事業は衰えることなく促進された。事業にかける洪庵の熱意が、消えることなく継承されていたのであろう。除痘館の施設は文久三年から慶応年間にかけて幾度も幕府の臨時施設として徴発された。こんな時でも除痘館の牛痘種痘は、除痘館の西隣りにあった社中の一人、松本俊平宅で休むことなく実施されている。仁術の精神をつらぬく彼らの姿勢を示すものであろう。

　このような活動のもと、慶応三年（一八六七）には、除痘館は幕府直属の公館（種痘館）となり、摂津・河内・和泉・播磨の四か国の牛痘種痘事業を統括する役割を担うことになった。牛痘種痘法を広く普及させるという念願の方向に大きな一歩を踏みだしたわけである。ただ、これは幕府の崩壊により長くは続かなかったが、明治二年（一八六九）明治新政府のもとで改めて公館となった。そして、その後は政府の医療政策に翻弄されながら、官立・公立・私立の種痘館として従来の除痘館で接種を続けたが、大阪市内に種痘所や種痘医が増えたこともあって明治六年（一八七三）十二月、完全に閉鎖した。しかし、その除痘館事業が築いた先駆的業績は近代社会に引き継がれていくのであった。

　以上、尼崎町除痘館の創成と展開について、緒方洪庵の「除痘館記録」を通じて、施設や関係者の動向を中心に紹介してきたが、除痘館の運営にかかわる人々はこれにとどまるものではない。「除痘館記録」にはみられないが、松本端編纂による「大阪市種痘歴史」には除痘館の社中として斎藤英策・春日寛平・伊藤玄英・山本徳民の名があがる。また、万延元年の尼崎町除痘館の創成以後（すなわち「除痘館記録」執筆以後）、組織に加わった緒方拙斎・福井謙良・荻野広斎らもいる。こうしたメンバーに関してはまだ不明の部分が多いが、以下簡単に触れておこう。

斎藤英策（永策）　幕末の大阪を代表する蘭方医であった斎藤方策の跡を嗣いだ医師である。方策は嫡男、内蔵太を若くして亡くしたので、娘婿の小関亮蔵の子、永策（延）に跡を嗣がせた。

春日寛平　明治漢方医界の大御所的存在。備前国の生まれで大阪で育った寛平は天保十一年（一八四〇）から尼崎町除痘館の地元、今橋三丁目に住み、緒方洪庵とも親交があった。

伊藤玄英　不詳。

山本徳民　斎藤方策の門人で、娘婿かと思われるが、明らかでない。

緒方拙斎　緒方洪庵の四女、八千代の夫にあたる。文久二年（一八六二）洪庵は幕府に召されて江戸に赴いたが、子息がまだ若かったので、適塾の門人、吉雄卓爾を八千代の娘婿として後事を託した。これが緒方拙斎である。以来適塾を運営するとともに、除痘館社中として活動し、明治以後も一時病院出仕を兼ねつつ、種痘館（明治期の除痘館の呼称）にかかわりを持った。明治の適々斎病院院長で、緒方病院院生。

福井謙良　元治元年（一八六四）頃から補助として除痘館事業にかかわっている。明治六年（一八七三）には種痘会社の西区担当種痘医となっている。また明治九年の天然痘流行にさいして種痘医の出張制度が廃止され、府立病院内の種痘掛に九名の種痘医を置いたが、福井謙良もその一人となっている。『大坂医師番付集成』によれば、天保十一年（一八四〇）から明治十四年（一八八一）の四十三年間、十二枚の番付にその名がみられるので、父子二代にわたるかと思われるが、詳細については不明である。

荻野広斎　元治元年（一八六四）頃から補助として除痘館事業にかかわっている。明治六年（一八七三）種痘会社の西区担当種痘医となっている。

内藤数馬・内藤謙吉　内藤数馬は除痘館開設当初からの社中の一人で、途中退社後、明石雄碩とともに種痘舎を起こす一方、相模国小田原藩上方領の摂津・河内の村々で牛痘種痘を行ってきた。慶応三年（一八六七）大阪の除痘館が公館となり、摂津・河内・和泉・播磨の四か国の種痘事業を統括した段階で嗣子、内藤謙吉とともに公館にもどっている。明治六年（一八七三）内藤数馬は種痘会社の北区種痘医をつとめているが、この場合は嗣子、謙吉が数馬を襲名している可能性もある。

コラム④

尼崎町除痘館記念銘板について

川上　潤

安政五年（一八五八）、多くの困難を乗り越えて、大阪の古手町（ふるてまち）（現、大阪市中央区道修町四丁目）の除痘館での事業は幕府の官許を得た。洪庵らの種痘活動はその二年後の万延元年（一八六〇）に尼崎町一丁目に移転、拡充した。その後もこの尼崎町除痘館は西日本の拠点として事業を続け、洪庵が文久二年（一八六二）に幕府の奥医師として江戸に下った後は、洪庵の四女、八千代の夫緒方拙斎（せっさい）がその名代として適塾および除痘館の事業を継承した。そして、慶応三年（一八六七）には除痘館は幕府直属の公館となったのである。その方向は天然痘から人々を守りたいと思う有志の活動のたまものであった。

明治維新後も除痘館の施設は人材ごと引き継がれたが、明治六年（一八六三）にはその事業は他の組織へ引き継がれてその役割を終えた。そして、除痘館の建物と敷地は緒方家へ返還され、八重夫人の隠居所となった。この除痘館跡地は、『尼崎町壱丁目水帳』では、明治十年の記録として八千代の娘、千重がその権利者となっている。また、いくどかの改変を経て、明治三十二年（一八九九）公布の不動産登記法にもとづいて記載された土地登記簿には、最初の欄に緒方拙斎の名がみえる。なお、西側に隣接する土地の名義人に、古手町除痘館の協力者であった樋口三郎兵衛の名前があるのは、興味深いところであろう。

拙斎の家督を継いだ緒方正清（まさきよ）は、明治三十五年（一九〇二）尼崎町除痘館跡地に緒方婦人科病院を開設した。正清は洪庵の遺徳を継承する意志をもってドイツに留学し、ここで修めたヨーロッパの産婦人科学を日本に導入した人である。自ら助産婦の名を提唱し、専門的な産科教育を授けて看護師の養成に努めた。

その後、病院経営と助産婦の養成は緒方祐将（すけまさ）に引き継がれた。祐将は大正十二年（一九二三）、当時はまだ数少ない耐震耐火の鉄筋コンクリート造りの病院を建てている。祐将の目論見通り、病院の建物は第二次世界大戦の戦火をまぬがれ、昭和二十五年（一九五〇）には医療法人緒方産科婦人科研究会緒方病院、さらに昭和二十九年には、公益法人としての財団設立が認められ、財団法人・洪庵記念会産科婦人科緒方病院へと改組した。

この尼崎町除痘館跡がわが国医史学上、記念すべき史跡であることを明らかにするため、昭和五十三年（一九七八）産科婦人科・緒方病院の玄関横西側

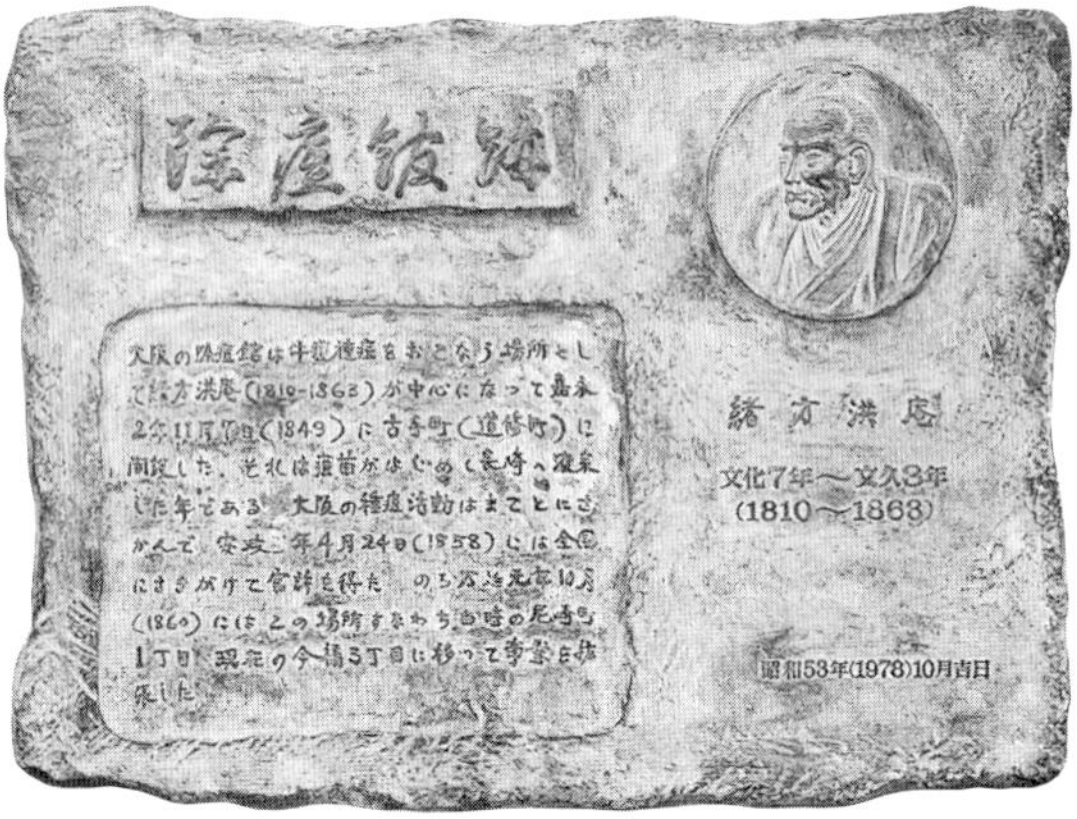

除痘館跡
大阪の除痘館は牛痘種痘をおこなう場所とし
て緒方洪庵(1810-1863)が中心になって嘉永
2年11月7日(1849)に古手町(道修町)に
開設した。それは痘苗がはじめて長崎へ渡来
した年である 大阪の種痘活動はまことにさ
かんで 安政5年4月24日(1858)には全国
にさきがけて官許を得た のち万延元年10月
(1860)にはこの場所すなわち当時の尼崎町
1丁目 現在の今橋3丁目に移って事業を拡
張した
緒方洪庵
文化7年〜文久3年
(1810〜1863)
昭和53年(1978)10月吉日

図36　尼崎町「除痘館跡」記念銘板

の壁面に、尼崎町「除痘館跡」を示す記念の銘板が設置された（図36）。

ブロンズの銘板にみえる「除痘館跡」の題字は、当時の緒方本家の当主で、洪庵の曾孫・緒方準一氏（奈良医科大学名誉教授）の揮毫、銘文は同じく洪庵の曾孫である準一氏の令弟、緒方富雄氏（東京大学名誉教授）の文章で、「緒方洪庵」の記名ともども丸山博氏（大阪大学名誉教授）の筆になるものであり、製作は彫塑家の川合敏久氏の力作である。

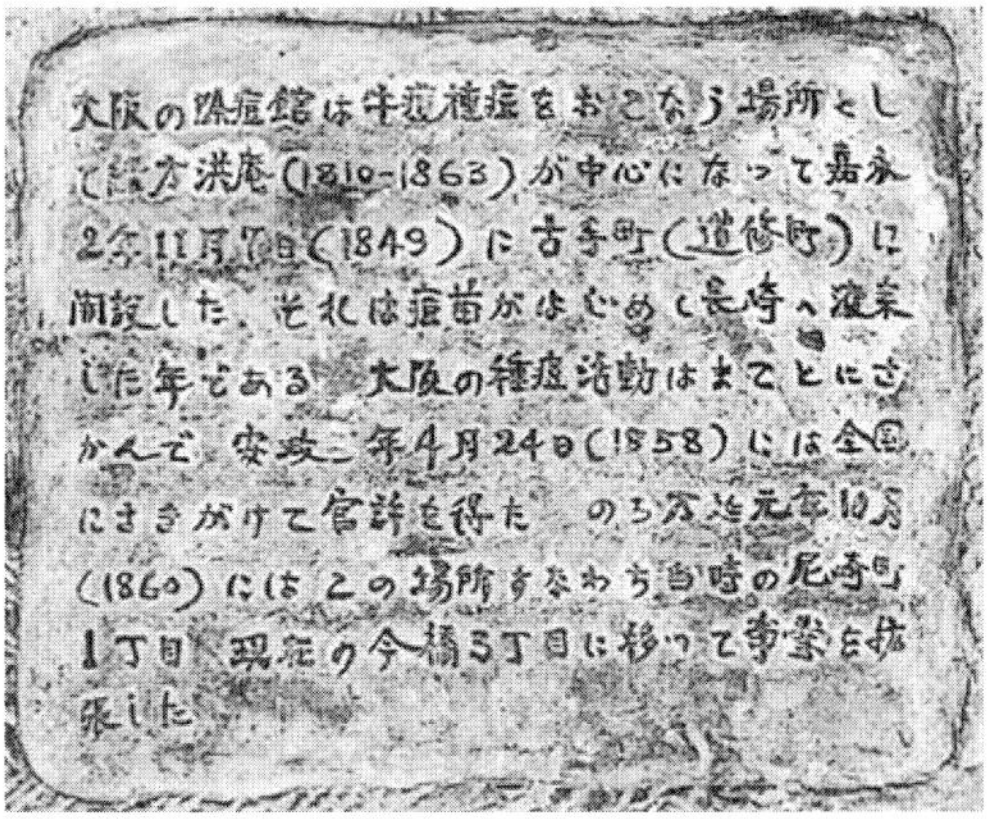

（図36の部分拡大）

昭和六十一年（一九八六）、病院建物の老朽化により、その地の西側部分にあたる現理事長・緒方高志氏の祖父、緒方祐将氏の旧居宅跡地に病院新館が建設された。これに合わせて記念の銘板も新館正面の壁面に移されたが、これによって洪庵記念会所有地の西側六割を占めていたとされる本来の尼崎町「除痘館跡」の立地点により近くなり、「除痘館跡」の正確な位置を示すことができるようになった。

新館は現在、入院施設から産婦人科の診療所に性格を変え、テナントとして入居する他科目の診療所とともにメディカルビルを構成する内容となっている。

幕末に緒方洪庵が天然痘から人々を救うために開設した「除痘館跡」で、伝統に立脚しつつ医療活動を進めることができるのは、誠に意義深いことといえるであろう。

こうした歩みのなかで、平成十九年（二〇〇七）第一〇八回日本医史学会総会（日本医学会総会第一分科会）が大阪で開かれた。そして、これに合わせて、この新館（緒方ビル）の四階に大阪の除痘館に関する資料を常時展示・公開する「除痘館記念資料室」を開設するに至った。「尼崎町除痘館記念銘板」にタイアップさせる研究拠点の誕生であった。

なお、平成二十五年（二〇一三）四月一日、従来の公益法人・洪庵記念会は、一般財団法人・緒方洪庵記念財団へと移行している。

第三章　牛痘種痘法の意義と役割

I　エドワード・ジェンナーによる牛痘種痘法の開発

加藤四郎

ジェンナーと牛痘種痘法

エドワード・ジェンナー（Edward Jenner）は一七四九年五月十七日、イギリス南西部の酪農地帯の村バークレイ（Berkeley）で、牧師の子供（六人）の末っ子として生まれた（七九頁の図1参照）。五歳の時に両親をなくし、長兄ステファン（Stephen Jenner）に育てられた。十二歳の時、医師になることを志し、ブリストル（Bristol）に近いソドバリー（Sodbury）の開業医ダニエル・ラドロウ（Daniel Ludlow）に師事して九年間を過ごした。その間にたまたま受診にきた搾乳婦から、「私は以前に牛痘に罹（かか）ったので天然痘に罹ることはない」と聞き、その言葉がジェンナーの心に留まり、離れることはなかった。

二十一歳になったジェンナーは、ロンドンの著名な医学者であるとともに博物学者でもあるジョン・ハンター（John Hunter）の住み込みの弟子として、さらに医学の修行に励んだ。ジェンナーが師のハンターに搾乳婦の言葉に関する意見を求めた時、ハンターが“Don't think, but try : be patient, be accurate.”と述べて励ましたことが、西洋の多くのジェンナーの伝記に記載されている。

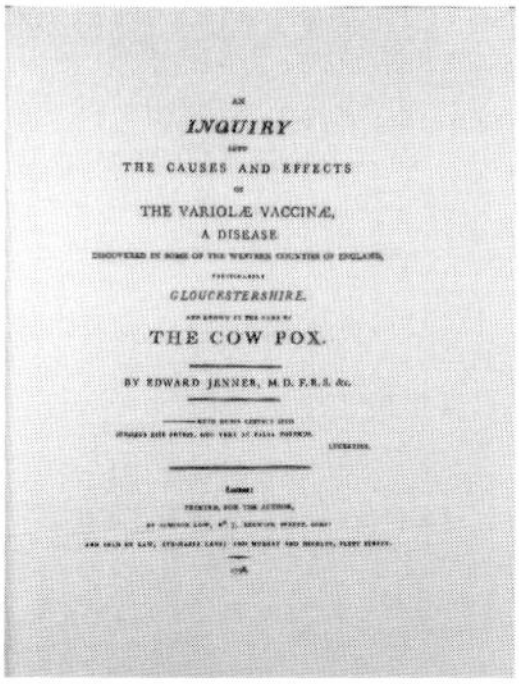
AN
INQUIRY
THE CAUSES AND EFFECTS
THE VARIOLÆ VACCINÆ,
A DISEASE
GLOUCESTERSHIRE,
THE COW POX.
BY EDWARD JENNER, M.D. F.R.S. &c.

図38　E・ジェンナー『牛痘の原因および作用に関する研究』（中扉）

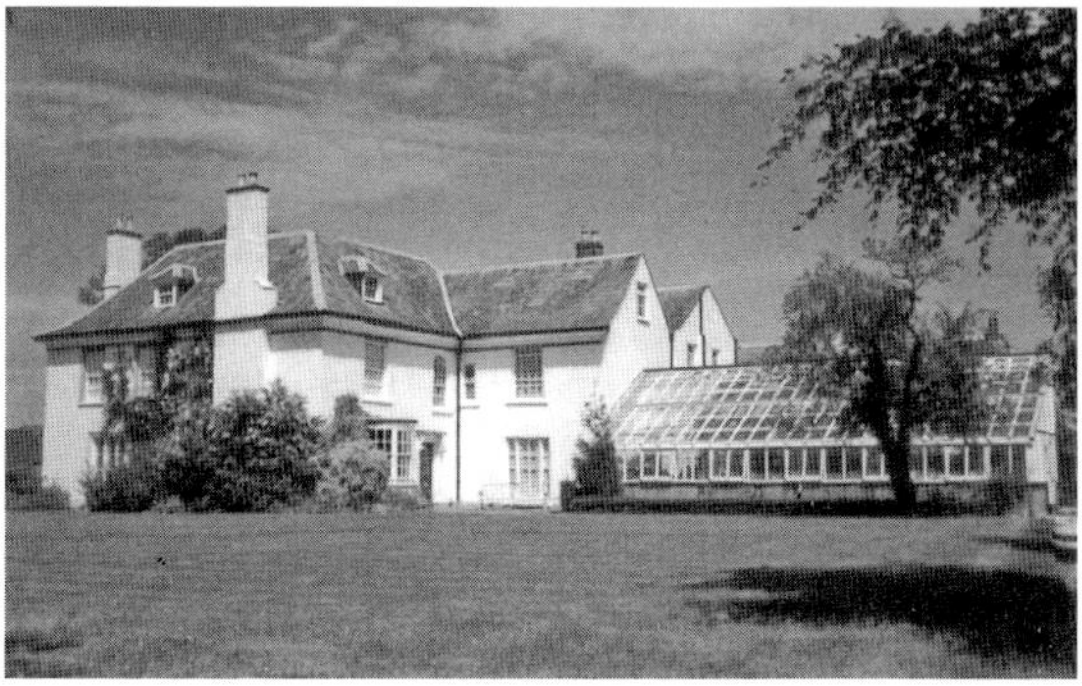

図37　ジェンナー博物館の全景（もとは住居兼診療所）

一七七三年、二十四歳のジェンナーは故郷のバークレイに帰り、医院を開業した（図37）。診療のかたわらジェンナーは、搾乳婦の言葉に関する観察と実験を始めた。まずこれまでに牛痘に罹った十九人を訪ね、これらの人に天然痘患者の痘疱（とうほう）の膿を接種して感染の有無を調べた。その結果、十九人すべてが感染に抵抗したことを確認し、搾乳婦の言葉を立証するものとなった。そこでジェンナーは牛痘の自然感染を待つのではなく、人為的な牛痘感染の試みを企画した。一七九六年五月十四日、セアラ・ネルムズ（Sarah Nelmes）という搾乳婦の手に感染して生じた牛痘の痘疱材料を、ジェイムズ・フィップス（James Phipps）という八歳くらいの少年の腕に接種した。やがて少年の腕に典型的な牛痘の痘疱ができて、人為的な接種による感染が確認された。そこで、七月一日（四十八日後）と数か月後の二度にわたって天然痘患者の痘疱の材料を接種したが、感染は認められなかった。これが牛痘種痘法（Vaccination）の有効性を立証する最初の実験となった。

さらに、ジェンナーは類似の観察と実験を続けて、その結果を二十三の項目にまとめ、一七九八年に牛痘種痘法の有効性と安全性に関する論文を次の題目でまとめあげた（図38）。

"AN INQUIRY INTO THE CAUSES AND EFFECTS OF THE VARIOLAE VACCINAE, A DISEASE DISCOVERED IN SOME OF THE WESTERN COUNTIES OF ENGLAND, PARTICULARLY GLOUCESTERSHIRE, AND KNOWN BY THE NAME OF THE COW POX."

ジェンナーは自らも会員であるロンドン王立協会にこの論文の出版を依頼したが、奇異な内容として拒否され、自費出版を余儀なくされた。牛の材料を接種するという牛痘種痘法は、当初容易には受け入れられなかったが、次第にその有効性と安全性が認められ、論文発表の四年後の一八〇二年には、イギリス政府より賞金一万ポンドが贈られた。その後、牛痘種痘法はイギリス国内で広く用いられるとともに、まもなくヨーロッパ各国に伝わり、やがて世界の多くの国で用いられるに至った。

一九六七年（昭和四十二）に国連の世界保健機関（WHO）による世界天然痘根絶十年計画が実行され、牛痘種痘法の組織的接種により一九七七年に完遂されて、一九八〇年（昭和五十五）世界天然痘根絶宣言が出されるに至った。人類の文化史上の一大壮挙となった。

ジェンナーの開発した牛痘種痘法は、すべてのワクチンの原点であるとともに免疫学・予防医学の原点でもある。牛痘種痘法はもとより、ワクチンの普及により救われた人命の数は、はかり知れないものである。牛痘種痘法の開発は、人類の文化史上最も評価すべきものの一つであろう。

なお、ジェンナーの開発したワクチンを牛痘種痘法（vaccination）と通称してきたが、これが現代ウイルス学の立場より牛痘ウイルス（cowpox virus）であったのか、ワクチニアウイルス（vaccinia virus）であったのか、それとも最初は牛痘ウイルスでその後にワクチニアウイルスが用いられたのか、現在では知り得ない。牛痘ウイルスとワクチニアウイルスは、いずれもポックスウイルス科に属しており、免疫学的にも近縁関係にあるが、遺伝子の配列や生物学的性状（細胞質内封入体）に差異が認められており、両者は異なった種類のウイルスとして分類されている。このようなウイルス学的差異を指標にして、ＷＨＯの根絶計画の実施に世界で用いられていた種痘ウイルスを調べると、その由来が何であれ、すべてワクチニアウイルスであった。

牛痘種痘苗（モーニケ苗）の伝来と展開

ジェンナーの牛痘種痘法に関する論文発表（一七九八）以後、次第にその有効性と安全性が認められ、十年を経ずして欧米はもとより、中国（清）・バタヴィア（現、インドネシアのジャカルタ）などにも痘苗が伝えられて、種痘が行われた。わが国における牛痘種痘法の有用性に関する情報は、中川五郎治がロシアより持ち帰ったロシア語の牛痘種痘法の解説書を馬場佐十郎が邦訳した『遁花秘訣』（一八二〇）が最初といえる。その後、中国で出版された牛痘種痘法に関する著書の邦訳も出されている。文政六年（一八二三）オランダ商館医として来日したドイツ人医師フィリップ・シーボルト（Philipp Franz Jonkheer Balthasar von Siebold）は、長崎に鳴滝塾を開き、全国各地より集まった蘭方医を志す弟子たちに牛痘種痘法の有用性を熱心に説いた。

緒方洪庵は、ベルリン大学の内科学教授フーフェランド（Christoph Wilhelm Hufeland）の内科学書（一八三六）のオランダ語訳（一八三八）の邦訳に取り組み、天保十三年（一八四二）にはその本編というべき治療編を訳し終えている。洪庵の代表的業績で知られる『扶氏経験遺訓』（刊行は一八五七〜六一）がこれである（一三〇頁の図20参照）。この書には、天然痘と牛痘種痘法に関する克明な学術的記載がなされており、当時としては牛痘種痘法の有用性と安全性に関する最新の学術情報として受け入れられたとみなされる。当時の蘭方医の牛痘種痘法に対する期待は著しいものであった。

このような状況にもかかわらず、ジェンナーの論文発表より五十一年後の嘉永二年（一八四九）に至るまで、牛痘苗の移入を待たざるを得なかったのは、当時の鎖国政策にもよるが、そもそも冷凍設備もない時代に種痘ウイルスを不活化させずに当時の船で運ぶには、前述のバタヴィアからでも長い日程を要し、遠すぎたといえる。事実、前述のオランダ商館医シーボルトや後述のモーニケ（嘉永元＝一八四八年来日）らも、来日にさいしてバタヴィアより牛痘苗を携えてきたが、いずれも失活していた。

佐賀藩主鍋島直正（関叟）は、藩医伊東玄朴の進言により、長崎在住の藩医・楢林宗建（シーボルトに師事）に牛痘苗入手の指示を与えていた。宗建は当時行っていた人痘種痘法の経験から、これまで運ばれてきた痘苗材料であった痘漿（痘疱の液性内容物）ではなく、痘痂（カサブタ）として取り寄せることを当時のドイツ人医師でオランダ商館医オットー・モーニケ（Otto Gottlieb Johann Mohnike）に提言した。モーニケはその提言を受け入れて、バタヴィアの衛生局長ボッシュ（Bosch）に依頼した。ボッシュは自分の子供に牛痘種痘を行い、確実に発痘した痘疱の痘痂をオランダ船（ドルドレヒト市号：Stad Dordrecht）でモーニケに送った。その痘痂が長崎に到着したのは嘉永二年（一八四九）六月であった。モーニケはその痘痂材料を三児の腕に接種したが、そのうちの一児（宗建の息子、建三郎）が善感して発痘した。その痘苗（モーニケ苗）を原材料として人から人へと継代され、京都・大阪・江戸などを経て嘉永二年のうちに全国に伝播され、種痘活動が行われた。

モーニケ苗は約二十年間わが国の天然痘予防に用いられ、著しい貢献をしたが、やがて発痘力が衰えてきた。安政四年（一八五七）九月に来日したオランダ商館医ポンペ（Jonkheer Johannes Lijdius Catharinus Pompe Van Meerdervoort）は、文久二年（一八六二）九月に帰国するまで長崎養生所教頭として医学教育につとめるなど、わが国の医学の近代化に大きな貢献をした。ポンペは長崎在任中に適切な痘苗が得られなかったので、中国とバタヴィアより痘苗を入手し、種痘を行うとともに、日本各地にこれらの痘苗を分与したと伝えられている。ポンペが後任として推薦したオランダ軍医ボードイン（Antonius Franciscus Bauduin）は、文久二年（一八六二）に来日するが、長崎養生所、大阪仮病院、東京の大学東校などで医学教育を行っている。明治三年（一八七〇）に帰国した。明治政府は、当時全国で種痘に用いられてきたモーニケ苗の発痘力が衰えてきたため、ボードインの帰国のさい、新たな種痘苗の送付を依頼した。帰国翌年の明治四年にボードインより送られてきた種痘苗（ボードイン苗）は発痘力も良く、政府は同年五月十四日に各府県に対して、この新たな種痘苗に更新するよう布達した。かくて、これが明治の新しい種痘行政に組み込まれていくのであった。

人痘種痘法（variolation）から牛痘種痘法（vaccination）へ

天然痘の惨禍は計り知れないものであったが、古来天然痘に一度罹患（りかん）して治癒した人は、二度と感染しないことが知られていた。また、たまたま皮膚の傷を介して天然痘に感染した者は、発症しても重症化しないことが知られていた。そこで、インドでは古くから、天然痘の痘疱の膿を人工的に人の腕の皮膚に接種して、発痘を接種部位とその周辺にとどめて軽く罹らせ、治癒後、天然痘の感染を防ぐ方法（経皮人痘接種法）が行われていた。

一方、中国では乾隆七年（一七四二）に『医宗金鑑』と題する医学書が発行され、これがわが国に輸入された。この書の人痘接種法に関する部分が翻訳され、安永七年（一七七八）に『種痘心法』と題して出版された。この書には以下の四方法が記載されている。

①衣苗（いびょう）法：天然痘患者の衣服を着せる法

②漿苗（しょうびょう）法：天然痘患者の痘漿を鼻腔に滴下する法

③水苗法（すいびょう）：天然痘患者の痘痂を水で乳剤とし、これを小綿球に浸して鼻腔に挿入する法
④旱苗法（かんびょう）：天然痘患者の痘痂を粉末として、これを小管を用いて鼻腔より吹き込む法（八二頁の図2参照）

これら四方法のなかで最も広く普及したのは旱苗法である。中国の旱苗法に関する記録は、十世紀にさかのぼる。後述するように、わが国に導入されたのも、この旱苗法であった。

インドの経皮感染による人痘接種法は、バルカン半島を経てトルコに伝えられた。経皮人痘接種法の有効性に関する情報はイタリア・イギリスなどにも伝えられてはいたが、医師にとりあげられることはなかった。十八世紀の初頭、トルコ駐在のイギリス大使夫人メアリー・モンタギュー（Mary Wortley Montagu, 1689-1742）は二十六歳の時、天然痘に罹患して痘痕（とうこん）（あばた）顔であったが、トルコで行われている経皮人痘接種法に関心を寄せて、一七一八年三月息子に接種させた。その年の十月、モンタギュー夫妻一家は任務を終えてイギリスに帰国した。メアリーは帰国後、人痘接種法の有効性を熱心に説き、一七二一年三月娘にこの方法を受けさせた。これがイギリスにおける最初のトルコ式人痘接種法の例となった。その後もメアリーは、人痘接種例を重ねてその有効性を説き、イギリス国内でこれが行われるに至った。ジェンナー（Edward Jenner）も、子供の時にこの方法で接種を受けている。トルコ式経皮人痘接種法は、やがてヨーロッパ諸国・アメリカそしてアジア諸国にも伝えられた。

天然痘には、通常の重症化して致死率の高い（約二十％）症例（大痘瘡）のほかに、流行の頻度は低いが致死率の低い（約一％）軽症の天然痘（小痘瘡）があることは知られていた。小痘瘡の流行時に、その痘疱材料を接種すると大痘瘡の感染を防ぐことが分かり、より安全な方法として行われていた。ジェンナーは早くから小痘瘡の存在を認識しており、この痘疱材料を用いて、わが子（長男エドワード）と二人の少女に接種し、治癒後に大

痘瘡の痘疱の膿を接種しても感染しないことを確かめている。これは小痘瘡材料の天然痘予防効果を立証した最初の例とみなされる。

わが国における人痘接種法は、延享三年（一七四六）に長崎在住の中国（清）人、李仁山により旱苗式人痘接種法が行われたことに始まる。さらに寛政元年（一七八九）、緒方春朔（しゅんさく）（八五頁の図5参照）により秋月藩（現、福岡県朝倉市）で多数の人々に旱苗式人痘接種法が行われた。続いて寛政五年、長崎においてドイツ人医師ケルレル（Ambrosius Ludwig Bernhard Keller）により、トルコ式経皮人痘接種法が行われている。

トルコ式にせよ、中国式にせよ、天然痘ウイルス（とくに大痘瘡ウイルス）そのものを用いるこれらの方法は、ある程度の貢献はしたものの危険性も多く、接種後天然痘を発症して死亡する例（死亡率二％、〇・二五％などの報告がある）とともに、新たな天然痘の感染源となって流行を起こすこともあった。

一七九八年ジェンナーにより牛痘種痘法が開発され、その牛痘苗を入手するまでは、天然痘対策として他に選択の余地もなく、この危険な人痘接種法が世界的に行われていた。牛痘種痘法を導入した多くの国では、その普及にともない人痘接種法は行われていない。わが国では明治の段階で行われなくなっている。

なお、次章（Ⅱ）でふれるように、天然痘はＷＨＯによる世界根絶計画（一九六七年に実施）により、一九七七年を最後に自然感染による患者発生はみない。一九七八年にイギリスで実験室内感染による二人の患者が発生したが、これが世界最後の患者となった。ただ、驚くべきことに、ＷＨＯの天然痘根絶本部長でもあった蟻田功博士によると、根絶計画当初にＷＨＯの根絶計画要員が訪れたアジアのインド北方・パキスタン北方・アフガニスタン山岳地方、またアフリカでは西アフリカのマリ・ペニン・トーゴ、東アフリカの山岳地帯などにおいては、その時点（一九六〇年代）でも天然痘の流行があり、人痘接種法が行われていたという。

Ⅱ　天然痘対策の今日的意義

加藤四郎

予防医学におけるジェンナーと緒方洪庵

「予防は治療にまさる」。この言葉は英語の"Prevention is better than cure"の訳語とされ、オランダの人文主義者エラスムス（Desiderius Erasmus, 1466–1536）の『格言集』（一五〇〇年刊）に記載されている。これはエラスムスの言葉というよりも、彼が訪れていた当時のイギリスで伝えられていた格言を収録したものと思われる。

疾病への対応には、治療・看護・予防の三大分野がある。そもそも、疾病を発症させない予防医学が治療にまさることはいうまでもない。その予防医学における最大の貢献は、イギリスのエドワード・ジェンナー（Edward Jenner）が一七九八年に論文で発表した天然痘の予防ワクチン、牛痘種痘法の開発である（一七六頁参照）。天然痘は致死率の高い（約三十％）重症感染症であるが、人類の間で広範に、頻繁に流行し、その惨禍は著しいものであった。それより約三百年も前に予防医学を評価する格言のあることは大きな驚きである。おそらく当時の疾病（しっぺい）（主として感染症）予防における生活習慣など、公衆衛生学的な対応を評価したものであったであろう。

このように予防医学の中でも最たるものは、感染症に対する予防ワクチンによる対策である。これを感染症に

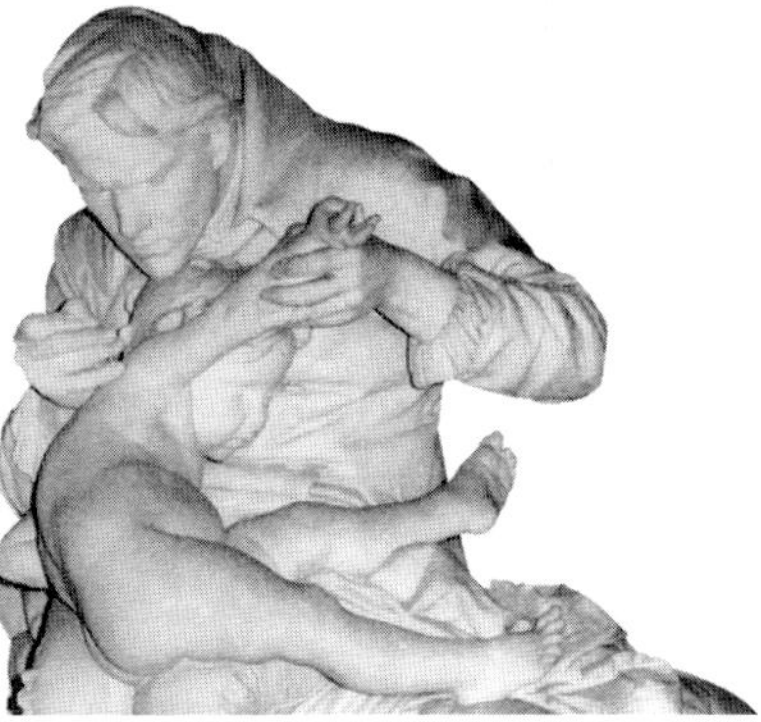

図39　E・ジェンナー牛痘接種像
（Monteverde 作／1878年／部分）

対する治療医学と対比してみると、まず治療剤の開発に比べてワクチンの開発には、その効果と安全性の確認に要する時間と費用は少なからぬものがあるが、開発されたワクチンの接種により救われた人命、発症による苦痛、治癒後の後遺症、発症にともなう家族の苦悩、多額な医療費、看護医療関係者の苦労などを考慮すると、予防ワクチンのすぐれた効用はいうまでもない。また、治療の効果は対象者のみに限定されるが、ワクチンの予防効果はワクチンの被接種者のみならず、他者への感染阻止にもつながる。しかし、人は患者になると治療・看護に携わる人々に心底より謝意を感ずるが、健康状態にあると病気を意識することはなく、罹患の可能性も定かでない病気の予防ワクチンや、その開発者、その普及につとめる人々に関心を寄せることはない。またワクチンは健康な人に接種するので、ワクチンの予防効果を当然とみなして高く評価することもなく、発熱、接種局所反応など、些少な副作用も厳しい批判の対象になる。現代における予防ワクチンの原点は、先に述べたジェンナーの天然痘に対する予防ワクチン、牛痘種痘法である。天然痘は紀元前より人類に甚大な惨禍をもたらした感染症であり、その予防ワクチンの開発と普及により救われた人命の数は、はかり知れない。そして、世界保健機関（WHO）による一九六七年（昭和四十二）にはじまる世界天然痘根絶計画が完遂された結果、一九八〇年（昭和五十五）に世界天然痘根絶宣言が出され、患者ゼロの成果が生み出されるに至ったのであった。これは人類の文化史上最大の壮挙であり、ジェンナーを人類に最も貢献した恩人の一人として高く、末長く評価すべきである。

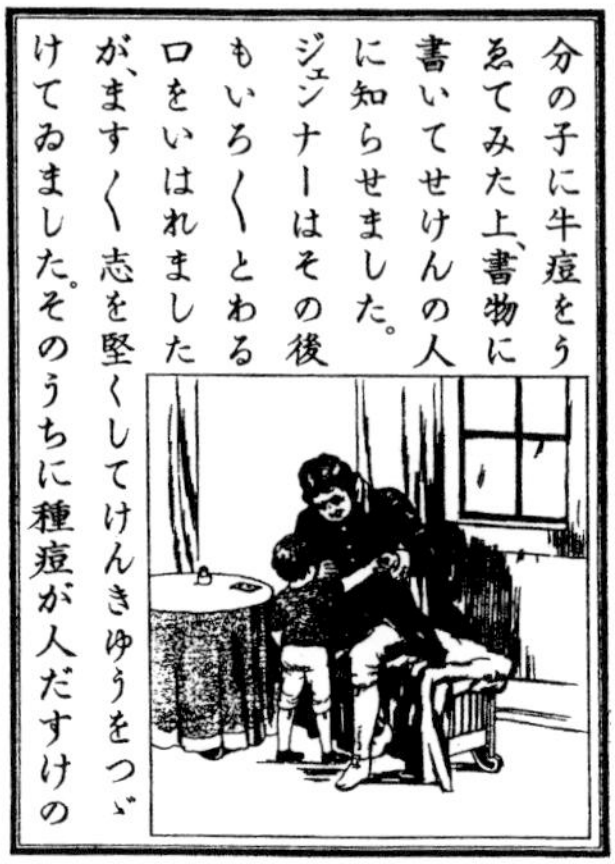
分の子に牛痘をうゑてみた上、書物に書いてせけんの人に知らせました。ジェンナーはその後もいろ〳〵とわる口をいはれましたが、ます〳〵志を堅くしてけんきゆうをつゞけてゐました。そのうちに種痘が人だすけの

図40　『尋常小学修身書』（部分）

明治末期より昭和二十年代に至るまで、日本ほどジェンナーの偉業を知る人々の多い国はなかった。それは当時の小学校の国定教科書（修身科／図40）に記載されていたからである。また、当時はそれに並行して、いくつかのジェンナー伝記も出版されていた。現在ではジェンナーの偉業を紹介した教科書はもとより、一般のジェンナー伝記の出版もなく、ジェンナーの名前を知る日本人は少なくなった。世界的にも新たなジェンナー伝記は知らないし、その知名度も著しいものではない。

ジェンナーの天然痘ワクチンを原点にして、現在約二十種類の感染症予防ワクチンが開発されている。主なものをあげると、狂犬病・麻疹・日本脳炎・風疹（ふうしん）・小児麻痺・水痘・A型肝炎・B型肝炎・流行性耳下腺炎（じかせんえん）・黄熱・破傷風・ジフテリア・子宮頸癌（けいがん）などであるが、これら疾患の予防ワクチンの普及により、甚大な数の人命と発病による苦しみが救われている。これらの予防ワクチンの開発者に対する人々の評価は高いものでなく、もっぱら抗生物質の開発など、治療につながるものがより高く評価されているのが現状である。

さて、わが国の予防医学（ワクチンの開発と普及）への貢献者の数は少なくないが、歴史的に早期の予防医学の先達者ともいうべき人々のなかで、実質的に最も貢献したのは緒方洪庵であろう。江戸時代の天然痘の流行は著しいもので、人々の約三分の一が罹患し、その約三分の一が死亡したとみなされている。洪庵は天然痘の予防ワクチンである牛痘種痘苗がわが国に導入されると、すみやかにその分与を受け、多くの偏見や障害を乗り越えて、ひたすら世のため人のためのみを願い、その普及を促進した。いち早く除痘館を設けて種痘活動を行うとと

もに、西日本を中心にして百八十六か所の分苗所を設けて広範な種痘活動を助成したのである。この成果はそれに続くわが国の天然痘予防活動の原動力としても評価すべきものである。

このように、洪庵の種痘活動は洪庵の医学分野における最大の功績とみなされる。しかし、この業績を紹介した洪庵の伝記は数少なく、一般にはほとんど知られてはいない。

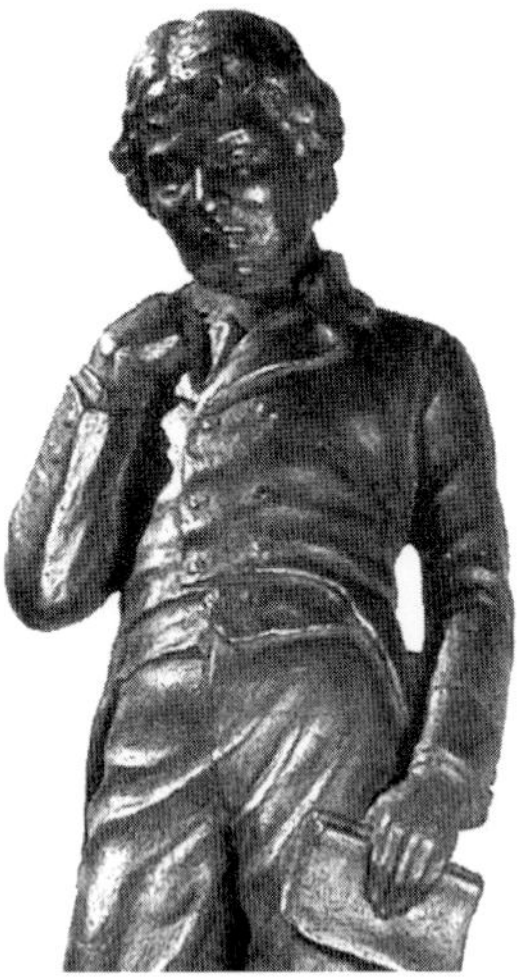
図41　E・ジェンナー立像
（79頁の図１の部分図）

二〇一三年（平成二十五）は、緒方洪庵没後百五十年、ジェンナー没後百九十年にあたる。これを契機に、この両者の偉大な業績を評価し、感謝すべきであろう。教育の分野においても、小中学校の教科書に再びジェンナーと緒方洪庵らの業績が紹介されることを期待してやまない。

天然痘ウイルスの現状と課題

一九八〇年（昭和五十五年）、世界保健機関（ＷＨＯ）は世界より天然痘を根絶させたと宣言した（図42）。天然痘は紀元前より世界各地で流行し、人類に甚大な惨禍をもたらした感染症であった。当然ながら、根絶宣言以後、天然痘の発生はなく、わが国では一九七六年（昭和五十一）以降、それまで義務づけられていた種痘（天然痘予防ワクチンの接種）も行われていない。この状況下にあって、国内外の医学教科書に天然痘の項目のないものが多くなっており、一般国民はもとより若い医師、医療関係者の間でも、「天然痘」あるいは「種痘」という言葉は死語になりつつある。ＷＨＯは天然痘ウイルスの保存機関をアメリカとソ連（現、ロシア）の研究機関に

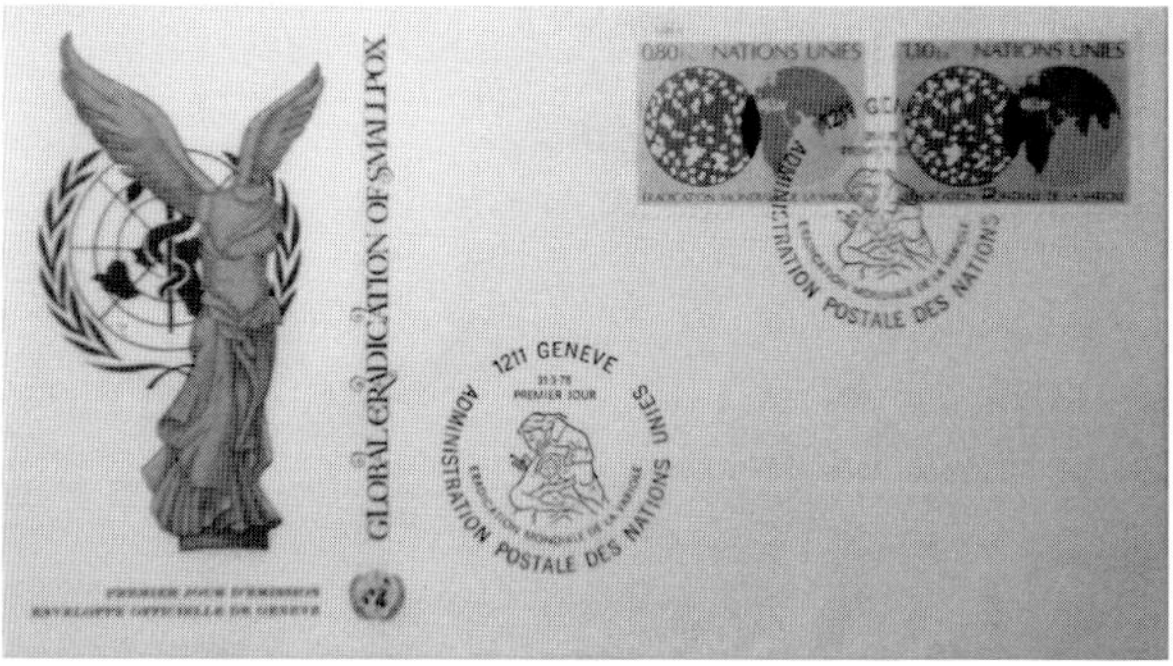

図42　国連の天然痘根絶記念切手（1978年）

限定し、それ以外のすべての国の天然痘ウイルスは廃棄された。

一九九九年、生物兵器としての天然痘ウイルスに関して驚くべき著書が出版された。それは、一九九二年アメリカに亡命した元ソ連の生物兵器製造組織の責任者の一人、ケン・アリベック（Ken Alibek）による著書（『バイオハザード』二見書房）である。その内容を以下に要約する。

「ソ連では一九七二年の生物毒素兵器禁止条約調印後も生物兵器の研究と製造が止むことなく続けられ、とくに天然痘ウイルスは感染性、症状などの重篤度、高い致死率などにより最も適切な生物兵器として数十トンにおよぶ大量の製造がなされ、使用可能な状態にあった。さらに、天然痘ウイルスとエボラウイルスの遺伝子組み換え体であるエボラポックスの完成も間近であった。ソ連がロシアに移行するにあたっては、多くの技術者が天然痘ウイルスを持って中近東やアジアの多くの国に移った。天然痘ウイルスによるバイオテロを行う側からすれば、あらかじめテロ関係者はもとより、自国民に種痘さえしておけば天然痘による事故や報復被災などは免れる。北朝鮮などいくつかの国ではすべての兵士に種痘している」

以上がその概要である。ＷＨＯによる世界天然痘根絶は人類の誇るべき偉業であったが、この偉業を最初にＷＨＯに提言したのがソ連であった。その時点でのソ連の意図は不明であるが、この偉業を根底よりくつがえす愚かな行為が、天然痘根絶を最初に提言したソ連で計画・実行されていたことは大きな衝撃であった。現在、天然痘ウイルスを密かに保有する多くの国のあることは、生物兵器として何時でも使用される可能性のあることを示すものでもある。生物兵器は、化学兵器などと異なり、ひそかに散布される可能性もある。天然痘は過去の疾病とみなすべきではなく、今や改めて最も警戒すべき疾病として対処すべきものとなった。

いうまでもなく、それに対する対応は天然痘予防ワクチンである種痘の実施であるが、先に述べたように、わが国においては一九七六年（昭和五十一）以後、種痘は行われていない。未種痘者はもとより、それ以前に種痘を受けた人も三十年以上経過した場合、感染予防免疫力は低下の一途にある。わが国民の天然痘予防能力は、江戸時代の状況に向かいつつあるともいえる。天然痘ウイルスを用いた生物テロに対して、アメリカでは未種痘者・既種痘者を問わず、全国民三億人分のワクチンが個人の名前をラベルして保管されており、生物テロ発生一週間以内に全国民がワクチン接種を受けられる態勢にあるという。わが国の厚生労働省の天然痘ウイルステロ対策としては、現時点における未種痘者数約五千六百万人分の備蓄を計画している。既述のように、現時点における既種痘者といえども種痘後三十年以上経過すると、感染予防免疫力の低下は避け難いので、アメリカ同様、次の対策として既種痘者数のワクチンの備蓄が期待される。

思えば、わが国はオウム真理教による化学テロ（サリン散布により多数の被災者が出た）に続く生物テロで、炭疽（たんそ）菌・ボツリヌス菌の散布騒動の経験国である。幸い菌が不活化していたので被災者は出なかった。わが国は、このようなテロとは全く無縁の国とみなしていただけに、大きな衝撃であった。

予防可能な天然痘ウイルスによる生物テロ対策は、テロ発現の可能性と関係なく実行すべきものであろう。日本の種痘用ワクチンは世界で用いられているワクチンの中で最も副作用の少ない安全なLC16m8株である。近い将来、アメリカ同様、全国民に対するワクチンの備蓄と接種計画が公示されることを期待したい。

生物テロリストの立場より考えると、アメリカのように具体的に的確な天然痘テロ対策を公表した国に対するテロ行為は考え難いものであり、わが国のように天然痘テロ対策が行われていても、具体的な内容を公表しない国へのテロ行為の可能性は否定し難いのではないか。

改めて、わが国の厚生労働省の具体的な天然痘テロ対策が、すみやかに公表されることを期待してやまない。

天然痘（痘瘡）と大阪の除痘館　関係年表

※緒方洪庵および大阪の除痘館に関わる部分についてはゴシックで表示。

紀元前一二世紀	古代エジプトのラムセスV世のミイラの顔面を含む皮膚に、天然痘の痘疱が認められることから、この時期に天然痘の存在したことが確認される。
紀元前二～四世紀初期	天然痘が古代インドから中国に伝播、波及。
六世紀中頃	天然痘、中国から朝鮮半島に波及。
天平　七（七三五）年	天然痘、日本で初流行。筑紫太宰府から京都に波及。
一〇一四年	インドから中国に人痘種痘法が伝わる。
承応　二（一六五三）年	中国の戴曼公来日、治痘法を日本に伝える。
一七二一年	トルコ駐在のイギリス大使夫人メアリー・モンタギュー、帰国後トルコ式人痘種痘法を英国に伝える。
延享　元（一七四四）年	中国の李仁山来日、人痘種痘法を伝える。
寛政　五（一七九三）年	オランダ商館医ケルレル、トルコ式人痘種痘法を伝える。
寛政　七（一七九五）年	筑紫秋月藩医・緒方春朔（しゅんさく）、日本初の人痘種痘書『種痘必順辨（しゅとうひつじゅんべん）』を著わす。
一七九六年	イギリスのエドワード・ジェンナー、牛痘種痘法を発見。

一七九八年	エドワード・ジェンナー、牛痘種痘法の有効性に関する論文を発表。
文政　三(一八二〇)年	中川五郎治の持ち帰ったロシア語牛痘書の馬場佐十郎による和訳『遁花秘訣』成る。
天保　元(一八三〇)年	大村藩が古田山に種痘所を設置、長与俊達トルコ式人痘種痘法を実施。
天保　九(一八三八)年	**緒方洪庵、「適塾」を開設。**
天保一二(一八四一)年	伊藤圭介、中国の牛痘書『新訂種痘奇法』に訓点を付した『暎咭唎国種痘奇書』を校刊。
弘化　三(一八四六)年	牧春堂、中国で刊行の牛痘書、邱浩川『引痘略』を『引痘新法全書』として刊行。
弘化　四(一八四七)年	小山肆成(蓬洲)、中国の牛痘書、邱浩川『引痘略』を『引痘新法全書』として校刊。
嘉永　二(一八四九)年	七月、オランダ商館医モーニケ、バタヴィアより牛痘痂の取り寄せに成功。 九月、長崎の頴川四郎八(四郎左衛門)、牛痘痂を京都の日野鼎哉に送る。 一〇月、日野鼎哉、京都に除痘館を開設。 一一月、笠原良策・日野鼎哉の協力のもと、緒方洪庵が日野葛民らと京都から痘苗を導入、大和屋喜兵衛の助力を受けて大阪古手町に除痘館を開設。その後まもなく大阪の除痘館社中の「出張医師」名を付した「除痘館　種痘引札」を発行。 一二月、この頃、大阪の除痘館社中の「出張医師」名に「近国除痘所」地を付した「除痘館　種痘引札」を発行。
嘉永　三(一八五〇)年	三月、この頃、大阪の除痘館社中の「出張医師」名に「諸国分苗所」、あるいはさらに「播州分」を付け加えた「除痘館　種痘引札」を発行。

安政二(一八五五)年	この年、江戸の種痘医・桑田立斎が前年に発行した「種痘啓発錦絵の引札」を翻刻し、大阪の除痘館名を付け加えた「錦絵の引札」を発行。 この年、相撲見立ての大阪「医師番付」に除痘館の名前が初めて掲載され、世間や医療の分野で除痘館がようやく市民権を得るようになる。以後、除痘館の名は慶応年間まで大阪「医師番付」に連続して掲載される。
安政三(一八五六)年	この頃、除痘館の種痘場が手狭になったため、除痘館向かい側の樋口(加嶋屋)三郎兵衛の座敷を借りて除痘館の分室とし、種痘定日のみこれを利用するようになる。
安政四(一八五七)年	この年、桑田立斎、幕命により北海道でアイヌの人々に牛痘種痘を実施。 一一月、除痘館は「申合約定」を定め、除痘館開設時の仁術の精神の再確認や、志として納められる種痘謝金の剰余は個々の利得としないことなどを確認する。
安政五(一八五八)年	四月、大阪の除痘館、幕府の「官許」第一号として認定される。 五月、江戸お玉ケ池種痘所開設。 一一月、除痘館は「申合約定」を定め、この年の開館記念日には「官許」による内祝いとして、社中・世話方・補助の各人に配当金を初給付する。
安政六(一八五九)年	六月、大阪の鈴木町代官所管内で組織された「種痘舎」、「官許」を得る。またこの頃、堺種痘所も「官許」を得る。
万延元(一八六〇)年	八月、高池屋清之助、大阪の除痘館勘定元となる。大阪の除痘館は古手町から尼崎町一丁目(現、今橋三丁目)に移転、拡張。

	一〇月、緒方洪庵、「除痘館記録」謹録する。江戸お玉ケ池種痘所、「官許」を得る。
	一一月、除痘館(種痘所)移転についての「口達」、触れ廻される。除痘館、諸経費や配当給付などについての「館金議定」を定める。
文久　二(一八六二)年	八月、緒方洪庵、江戸に下り幕府奥医師となる。翌月、西洋医学所頭取を兼帯。
	一二月、緒方洪庵、法眼に叙せられる。
文久　三(一八六三)年	この年、将軍徳川家茂上洛、その間、大阪の除痘館(種痘所)は徴用され、種痘事業はその西側の同志の一人松本俊平宅で継続実施される。
	六月、緒方洪庵、江戸の西洋医学所頭取屋敷にて急逝。
元治　元(一八六四)年	この年、将軍徳川家茂上洛、のち第一次幕長戦争(征長の役)。その間、大阪の除痘館(種痘所)は徴用され、種痘事業は再び松本俊平宅で行われる。
	一二月、除痘館、人事・輪番・出欠、また謝金や経費の扱いなどについて「規約」を改正。
慶応　元(一八六五)年	この年、第二次幕長戦争(征長の役)のため、五月には将軍徳川家茂が「大坂城」に入城するなど臨戦態勢がととのう。これにより大阪の除痘館は幕府の仮病院となる。その間、種痘事業は松本俊平宅で継続実施。
慶応　二(一八六六)年	五月、幕府、第二次幕長戦争(征長の役)を中止。のち除痘館活動再開。
慶応　三(一八六七)年	五月、大阪の除痘館、幕府の種痘公館(公儀御場所)となる。
慶応　四(一八六八)年	二月、「大坂裁判所」から「尼ケ崎町壱丁目種痘所」再開の御触書、出る。

明治　三(一八七〇)年
四月、「尼ケ崎町壱丁目元種痘所」、官立大阪医学校病院付属種痘館となる。また、初めて出張所を設けて、定日出張による種痘事業を推進する。

明治　五(一八七二)年
二月、官立大阪医学校病院付属種痘館は廃止。従前の「今橋三丁目種痘館」は医学校病院出張所と改称、その一部に「種痘局」を設けて種痘医は病院出張所当直医とする。
八月、学制公布により、大阪医学校は第四大学区医学校と改称、それにともない医学校病院出張所は付属病院出張所と改称される。
一〇月、第四大学区医学校は廃止。これにともない病院およびその出張所も廃止される。このため種痘事業は、新旧種痘医協力して私立の「種痘館」を改めて組織し、従前の種痘本館や出張所を継続させる。

明治　六(一八七三)年
五月、大阪府民の寄付のもと西本願寺津村別院(北御堂)に大阪病院が開設されたことにより、今橋三丁目の種痘館は府立病院付属種痘館となる。館長は松本俊平。これにもとづき市内外の種痘館と出張所の設置を推進する。
一二月、今橋の府立病院付属種痘館、廃止。この段階で従来の除痘館の建物はその使命を終える。なお、この事態により種痘医が会同、種痘会社を設立して大阪市中を四区に分け、種痘医一六名で各区を分担することとなる。

明治　九(一八七六)年
五月、天然痘予防規則発布。強制種痘および再三種痘制度施行。
八月、府立病院内に種痘掛を置き、全市の二五歳以下の人に初めて強制種痘を命じる。

昭和五五(一九八〇)年
WHO(国連・世界保健機関)、世界の天然痘(疱瘡)根絶を宣言。

主な参考文献

註：参考文献は紙幅の関係で主な単行本に限り、研究報告などの論考については一部を除いて基本的に割愛している。また、収載は便宜上刊行年代順を採用している。（古西義麿）

松本端編「大阪市種痘歴史」『刀圭新報』第一巻第一号〜第二巻第四号（一九〇九〜一〇年）（後掲『論集　日本の洋学Ⅰ・Ⅱ』所収）

笠原健一『種痘と白翁』私家版　一九二四年

阿部龍夫『中川五郎治と種痘伝来』無風帯社　一九四三年

E・ジェンナー著（長野泰一・佐伯潔訳）『種痘法の発見』大日本出版　一九四四年

緒方富雄『緒方洪庵伝』岩波書店　一九八〇年（第二版増補版）

富士川游『日本疾病史』（東洋文庫）平凡社　一九六九年

富士川游『日本医学史』医事通信社　一九七二年

蟻田功『天然痘根絶　ターゲット・0』毎日新聞社　一九七九年

中野操『大坂蘭学史話』思文閣出版　一九七九年

京都府医師会医学史編纂室編『京都の医学史』思文閣出版　一九八〇年

浦上五六『愛の種痘医――日本天然痘物語――』恒和出版　一九八〇年

E・ジェンナー著（添川正夫訳）『牛痘についてのその後の観察』近代出版　一九八一年

酒井シヅ『日本の医療史』東京書籍　一九八二年
北村敬『天然痘が消えた』中央公論社　一九八二年
E・ジェンナー著（梅田敏郎訳・解説）『牛痘の原因および作用に関する研究』講談社　一九八三年
加藤四郎監修・内藤記念くすり博物館編『天然痘ゼロへの道――ジェンナーより未来のワクチンへ――』エーザイ　一九八三年
梅溪昇『緒方洪庵と適塾生――「日間瑣事備忘」にみえる――』思文閣出版　一九八四年
中野操監修／古西義麿索引・解説『大坂医師番付集成』思文閣出版　一九八五年
田﨑哲郎『在村の蘭学』名著出版　一九八五年
添川正夫『日本痘苗史序説』近代出版　一九八七年
宗田一『図説・日本医療文化史』思文閣出版　一九八九年
福井市立郷土歴史博物館編『戦兢録』（福井市立郷土歴史博物館資料双書　六）福井市立郷土歴史博物館　一九八九年
新修大阪市史編纂委員会編『新修　大阪市史　第四巻』大阪市　一九九〇年
福井市立郷土歴史博物館編・市制一〇〇周年記念図録『史料が語る先人のあゆみ――近世諸家の歴史をたずねて――』福井市立郷土歴史博物館　一九九〇年
蟻田功『地球上から天然痘が消えた日――国際医療共力の勝利――』あすなろ書房　一九九一年
梅溪昇『洪庵・適塾の研究』思文閣出版　一九九三年
有坂隆道・淺井允晶編『論集　日本の洋学Ⅰ～Ⅴ』清文堂出版　一九九三～二〇〇〇年

『福井市史　資料編9（近世七）』福井市　一九九四年
山本亨介『種痘医小山肆成の生涯』時事通信社　一九九四年
H・O・ローテルムンド『疱瘡神――江戸時代の病いをめぐる民間信仰の研究――』岩波書店　一九九五年
梅溪昇『緒方洪庵と適塾』大阪大学出版会　一九九六年
笠原白翁『白神記――白神用往来留――』福井県医師会　一九九七年
加藤四郎『ジェンナーの贈り物――天然痘から人類を守った人――』菜根出版　一九九七年
二宮陸雄『天然痘に挑む――種痘医北城諒斎――』平河出版社　一九九七年
日本医史学会編『日本牛痘接種関連文献目録』日本医史学会　一九九八年
松木明知編『中川五郎治書誌』私家版　一九九八年
小田泰子『種痘法に見る医の倫理』東北大学出版会　一九九九年
川村純一『病いの克服――日本痘瘡史――』思文閣出版　一九九九年
川村純一『東西痘瘡年表』私家版　二〇〇〇年
米田該典『洪庵のくすり箱』大阪大学出版会　二〇〇一年
深瀬泰旦『天然痘根絶史――近代医学勃興期の人びと――』思文閣出版　二〇〇二年
古西義麿『緒方洪庵と大坂の除痘館』東方出版　二〇〇二年
松木明知編『日本牛痘種痘史文献目録』私家版　二〇〇二年
芝哲夫『適塾の謎』大阪大学出版会　二〇〇五年
富田英壽『種痘の祖　緒方春朔』西日本新聞社　二〇〇五年

古西義麿「大坂の除痘館・分苗調査報告Ⅰ～Ⅱ」『適塾』№38～39　二〇〇五～〇六年
深瀬泰旦『楢林宗建――わが国はじめての牛痘種痘――』出門堂　二〇〇六年
梅溪昇『続　洪庵・適塾の研究』思文閣出版　二〇〇八年
松木明知『中川五郎次とシベリア経由の牛痘種痘法』北海道出版企画センター　二〇〇九年
適塾記念会・緒方洪庵全集編集委員会編『扶氏経験遺訓　上・下』（『緒方洪庵全集』第一巻・第二巻）大阪大学出版会　二〇一〇年
富田英壽『緒方春朔――天然痘予防に挑んだ秋月藩医――』海鳥社　二〇一〇年
田﨑哲郎『牛痘種痘法の普及――ヨーロッパからアジア・日本へ――』岩田書院　二〇一二年
深瀬泰旦『伊東玄朴とお玉ヶ池種痘所』出門堂　二〇一二年
青木歳幸『江戸時代の医学――名医たちの三〇〇年――』吉川弘文館　二〇一二年
緒方洪庵記念財団・除痘館記念資料室編『緒方洪庵没後一五〇周年記念・大阪の除痘館〈改訂・増補、第二版〉』緒方洪庵記念財団・除痘館記念資料室　二〇一三年
アン・ジャネッタ著（廣川和花・木曽明子訳）『種痘伝来――日本の〈開国〉と知の国際ネットワーク――』岩波書店　二〇一三年

挿図目録

図1・41　E・ジェンナー立像（米原雲海作の縮尺・模造／昭和五十八＝一九八三年）
緒方洪庵記念財団蔵（79・185）
図2　中国式人痘経鼻旱苗法の図　個人旧蔵（82）
図3　緒方春朔『種痘必順辨』（巻首／部分）　武田科学振興財団・杏雨書屋蔵（83）
図4　牛痘種痘法「取苗・伝苗・種苗」図（広瀬元恭校『新訂牛痘奇法』嘉永二＝一八四九年）
緒方洪庵記念財団蔵（84）
図5　緒方春朔画像　武田科学振興財団・杏雨書屋蔵（85）
図6・38　E・ジェンナー『牛痘の原因および作用に関する研究』（中扉／一七九八年）　個人蔵（86・175）
図7　除痘館「分苗免状」（河田雄禎宛／嘉永三＝一八五〇年）　個人蔵（88）
図8　緒方洪庵画像（篠崎小竹賛・南譲筆／嘉永二＝一八四九年）　大阪大学適塾記念センター蔵（89）
図9　緒方洪庵「除痘館記録」（巻末／部分）　個人蔵（92）
図10　笠原良策「分苗証書」（緒方洪庵・日野葛民宛／嘉永二＝一八四九年）　福井市立郷土歴史博物館蔵（103）
図11　「浪花除痘所之書付」（「除痘館記録」草稿／万延元＝一八六〇年）　福井市立郷土歴史博物館蔵（106〜107）
図12　緒方洪庵画像（自賛・藪長水筆／文久二＝一八六二年）　個人蔵（115）
図13　大阪・龍海寺の緒方洪庵と八重夫人の墓標　大阪・龍海寺（118）

図14　東京・高林寺の洪庵と八重夫人の墓石　東京・高林寺（120）
図15　オットー・モーニケ画像　『中外医事新報』三八八号からの転載（122）
図16　松平慶永（春嶽）画像　福井市立郷土歴史博物館蔵（124）
図17　楢林宗建画像　武田科学振興財団・杏雨書屋蔵（126）
図18　日野鼎哉墓碑　京都・東大谷鳥辺山墓地（126）
図19　笠原良策（白翁）画像　福井市立郷土歴史博物館蔵（128）
図20　緒方洪庵重訳『扶氏経験遺訓』　緒方洪庵記念財団蔵（130）
図21　笠原良策『戦兢録』（嘉永二＝一八四九年十一月七日の条）　福井市立郷土歴史博物館蔵（132）
図22　除痘館「分苗免状」（山田金江宛／嘉永三＝一八五〇年）　個人旧蔵（135）
図23　足守除痘館「分苗免状」（野上玄博宛／嘉永三＝一八五〇年）　個人蔵（136）
図24　古手町除痘館記念碑（139）
図25　除痘館「種痘啓発錦絵」（嘉永三＝一八五〇年）　個人蔵（142）
図26　「當時町請　発行名醫大輯」（安政五＝一八五八年改正版／部分）　個人旧蔵（144）
図27　『癸丑年中日次之記』（嘉永六＝一八五三年）　大阪大学適塾記念センター蔵（144）
図28　緒方郁蔵『散花錦嚢』（嘉永三＝一八五〇年）　緒方洪庵記念財団蔵（146）
図29　松本俊平墓碑　大阪・齢延寺（148）
図30　除痘館官許の「口達」（『御触書承知印形帳』／安政五＝一八五八年）　大阪市立中央図書館蔵（151）
図31　「牛痘種痘接種風景」　緒方洪庵記念財団蔵（153）

図32 『尼崎町壱丁目水帳』(万延元年十月九日付け分) 大阪市立中央図書館蔵(160)
図33 『尼崎町壱丁目水帳』(慶応三卯年九月十四日付け分) 大阪市立中央図書館蔵(160)
図34 『尼崎町壱丁目水帳』(明治元辰年十二月廿四日付け分) 大阪市立中央図書館蔵(160)
図35 原左一郎(老柳)画像 老柳会蔵(162)
図36 尼崎町「除痘館跡」記念銘板 緒方洪庵記念財団蔵(170)
図37 ジェンナー博物館の全景(もとは住居兼診療所) (175)
図39 E・ジェンナー牛痘接種像(Monteverde作/一八七八年/部分)
(原品)イタリア、ジェノバ、パラゾ・ビアンコ蔵(183)
図40 『尋常小学修身書』(部分) 個人蔵(184)
図42 国連の天然痘根絶記念切手(一九七八年) 緒方洪庵記念財団蔵(186)

あとがき

三年前の五月のことである。毎月開かれている緒方洪庵記念財団の除痘館記念資料室専門委員会で、翌平成二十五年（二〇一三）が緒方洪庵没後百五十周年にあたることに話題が集中した。以降、そこでは当然のことながら、議題は記念事業の企画・立案の方向に転じることとなった。こうして緒方洪庵の事績や学問的な業績、あるいは活動の成果などが幅広く検討され、洪庵に関わる研究課題が重点的に抽出されるに至ったが、その過程で専門委員の一人、米田該典氏から洪庵自筆の「除痘館記録」の検討に的をしぼるという課題が提案され、決定されたのであった。

「除痘館記録」といえば、適塾を主宰し多くの人材を育成する一方、洪庵が生涯かけて取り組んだ大阪の除痘館の活動記録である。除痘館は、古代以来人類を苦しめてきた天然痘（痘瘡）という恐ろしい流行病から人々を救済するため、イギリスのエドワード・ジェンナー開発による牛痘種痘法のすぐれた効果を理解した洪庵らが、当時長崎に伝来した牛痘苗（ワクチン）を京都経由で大阪に導入、同志とともにその普及を促進して、天然痘予防策を大きく展開した大阪の拠点であった。

この大阪の除痘館は、嘉永二年（一八四九）古手町（ふるてまち）（現、大阪市中央区道修町四丁目）に開設されて以来、いくたの苦難に遭遇しながらも活動を続け、牛痘種痘法普及事業を促進した。普及事業の成果は、大阪市中のみならず、西日本を中心とする各地にそれを広める役割を果たしたことで知られている。その甲斐あって安政五年（一八五八）に官許を得て幕府公認の種痘所となり、万延元年（一八六〇）には尼崎町一丁目（現、大阪市中央区今橋三丁目）に移転、さらに充実・拡張するまでに至っている。官許は江戸のお玉ケ池種痘所など全国に先駆けてのものであっただけに、洪庵ら除痘館社中は、先鞭をつけたその役割に感慨深い思いをしたことであろう。尼崎町一丁目への移転・拡張も、官許による普及促進の結果であり、社中にとっては官許ともども、苦難の末に手にした念願の成果にほかならなかった。

「除痘館記録」は、その尼崎町一丁目への移転にさいして、緒方洪庵がそれまでの活動の経過をつぶさに記録するべく、自ら筆を執りしたためたものである。それだけに、モーニケによる長崎への牛痘苗の伝来から説き起こし、大阪への牛痘苗の導入と除痘館の開設、社中らの苦難をともなう普及活動の様相などを的確に描き出し、尼崎町除痘館の成立に至る流れを活写するきわめて貴重な史料となっている。除痘館活動に対する洪庵の思い入れが随所にみられるのも興味深い。それ故、この「除痘館記録」は、緒方洪庵や大阪の除痘館活動の実態を明らかにするだけでなく、西洋医学の移入を通して人々を天然痘（痘瘡）の災厄から救済し、解放する除痘館活動そのものの役割や、その近代化に寄与する様相を見事に描きだすものとなっている。

「除痘館記録」はこのような意義を持つため、明治二十九年（一八九六）『中外醫事新報』に「大阪除痘舘之記」として紹介されるなど、学界でも早くから注目されてきた。国連の世界保健機関（WHO）で天然痘根絶宣言が出された三年後の昭和五十八年（一九八三）には、大阪で開かれた第二十一回日本医学会総会にさいして、記念の特別展「天然痘ゼロへの道」（第二十一回日本医学会総会・内藤記念科学振興財団主催）や特別展「大阪の除痘館」（財団法人洪庵記念会主催）が開催され、いずれも原本が公開されてきた。その折、特別展開催にあたって、それぞれ『天然痘ゼロへの道――ジェンナーより未来のワクチンへ――』（加藤四郎監修・内藤記念くすり博物館編）や『大阪の除痘館』（財団法人洪庵記念会編）の図録が刊行されたことは知られているが、それとともに時を同じくして、大阪大学適塾記念会による「緒方洪庵筆録　除痘館記録」の複製が作成・公開され、また緒方医学科学研究所からも同様の複製が作成・版行された。「除痘館記録」に対する関心の高さをうかがわせるものといえるであろう。

しかし、反面、内容には一般に難解な部分があり、幕末という当時の歴史的背景や具体相、あるいは洪庵をとりまく状況や環境などを把握していない限り、理解できない部分も多い。このため、できるだけ多くの人々に理解と認識を進めていただくべく、解説や注釈を付し、分かりやすい構成で刊行したのが本書である。もとより、原本の内容にはいまだ不明な部分があり、また意をつくせないところもあるが、本書を通して「除痘館記録」の神髄に触れていただけるものと確信している。また同時に、世の中の人々を広く天然痘の災厄から救済すべく、仁術を旨として、ただひたすら牛痘種痘法の普及に尽くした緒方洪庵ら除痘館関係者の実態にも接していただくことを願っている。

この史料は、その意味では、緒方洪庵ら除痘館事業に従事した関係者の天然痘に対する闘いの記録であり、病いに立ち向かう人間の記録である。このほど世界各国は、今回西アフリカで流行する複数のエボラウイルスによるエボラ出血熱の感染拡大の脅威にさらされ、その対策に追われている。効果が期待される特効薬の開発につとめ、とくにウイルスに対して感染防止効果を持つ予防ワクチン開発に全力をあげているのが実情である。こうした感染症との闘いは人類にとって果てしなく続く課題であろうが、人々は一つひとつそれを乗り越え、常に新たな時代を切り拓いてきた。

顧みれば、その予防ワクチン開発の原点に位置するのがエドワード・ジェンナーによる牛痘種痘法の成立である。ワクチン（Vakzin）という言葉は牝牛や牛痘を意味するラテン語から生まれたドイツ語であるが、それはジェンナーの牛痘種痘を語源としている。わが国においても牛痘苗（ワクチン）伝来当初、一時それには牛痘のラテン語「ハクシーネ」を漢字に充てた「白神痘（はくしんとう）」の語が用いられていた。それがやがて医学の進展にともなって免疫材料としてのワクチンとなり、種類を増やしてきた。免疫学・予防医学史上、牛痘種痘がいかに意義深いものであるかが分かるであろう。こうした点を含めて「除痘館記録」を読み解いていただけると幸いである。

本書の出版については、諸般の事情で当初刊行の目途としていた緒方洪庵没後百五十周年に間に合わなかったが、本書出版の目的を少しでもくみ取っていただき、「除痘館記録」を通して緒方洪庵らの除痘館活動に対する理解と認識とを深めていただくことを願ってやまない。

なお、各章の論考や解説には基本的に内容を重複させている部分がある。これはどこから読んでもある程度内容を理解していただくことを願った結果である。念のために申し添えておく次第である。

出版にあたっては各方面のご協力をいただいた。とりわけ、「除痘館記録」の原本を提供し、研究・検討の機会を設けていただいた緒方洪庵の玄孫、緒方惟之（これゆき）氏はじめ、大阪市立中央図書館、大阪大学適塾記念センター、（株）手塚プロダクション、清文堂出版株式会社、高林寺、武田科学振興財団・杏雨書屋、福井市立郷土歴史博物館、齢延寺、龍海寺、老柳会、緒方正人、奥野昌代、川上晋作、河田耕治、中村光夫、野上祐介の各氏には、ことのほかお世話になった。

また、思文閣出版の原宏一氏には心温まるご協力をいただいた。記して厚く御礼申し上げる次第である。

（淺井允晶）

◆執筆者紹介◆

緒方　惟之（おがた　これゆき）
1925年，東京都生まれ．東京慈恵会医科大学卒業．医学博士．
現在，緒方家洪庵会会長．大阪大学適塾記念センター・アドバイザリーボード．緒方洪庵記念財団・除痘館記念資料室相談役．

緒方　高志（おがた　たかし）
1954年，兵庫県生まれ．兵庫医科大学卒業．
現在，くりにっく・おがた院長．大阪大学適塾記念センター・アドバイザリーボード．緒方洪庵記念財団・理事長．

加藤　四郎（かとう　しろう）
1925年，大連生まれ．大阪大学医学部卒業．医学博士．
現在，大阪大学名誉教授．大阪大学適塾記念センター・アドバイザリーボ―ド．緒方洪庵記念財団・除痘館記念資料室専門委員．

古西　義麿（こにし　よしまろ）
1935年，兵庫県生まれ．関西大学文学部卒業．文学博士．
現在，橋本まちかど博物館長．緒方洪庵記念財団・除痘館記念資料室専門委員．

淺井　允晶（あさい　のぶあき）
1941年，大阪府生まれ．関西大学大学院文学研究科日本史学専攻修士課程修了．文学博士．
現在，堺女子短期大学名誉教授．緒方洪庵記念財団・除痘館記念資料室専門委員．

米田　該典（よねだ　かいすけ）
1943年，兵庫県生まれ．大阪大学大学院薬学研究科博士課程中退．薬学博士．
現在，大阪大学医学部医学史料室．緒方洪庵記念財団・除痘館記念資料室専門委員．

川上　　潤（かわかみ　じゅん）
1957年，熊本県生まれ．桃山学院大学卒業．
現在，緒方洪庵記念財団・専務理事・事務長．緒方洪庵記念財団・除痘館記念資料室学芸員．

◆緒方洪庵記念財団 除痘館記念資料室　ご利用の手引き◆

◆利用時間　午前10時～午後4時（土曜日の利用は午前中）

◆休　　日　日曜日・祝祭日・年末年始（臨時休日あり）

◆参 観 料　無　料

◆所 在 地　緒方ビル4階

緒方洪庵記念財団 除痘館記念資料室

OGATA KOAN MEMORIAL FOUNDATION,

THE ARCHIVES OF

SMALL POX VACCINATION HOUSE, OSAKA.

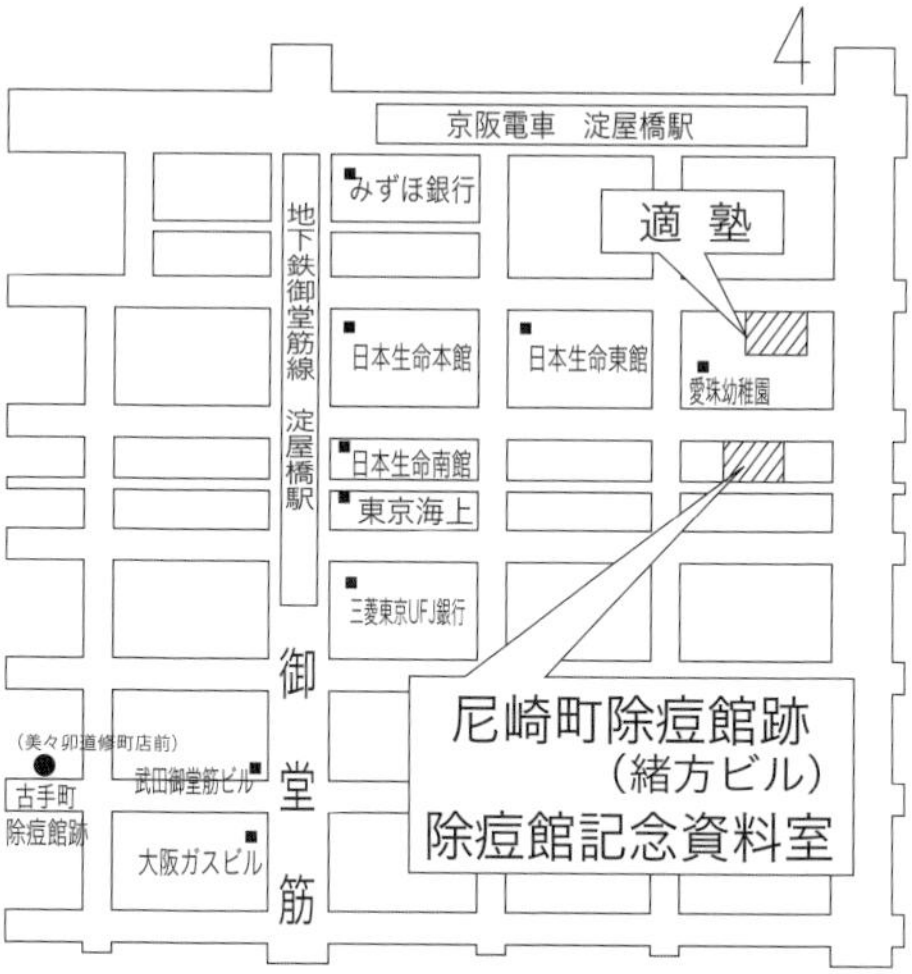

＜交通機関＞
地下鉄御堂筋線・京阪電車、淀屋橋駅下車、徒歩5分

〒541-0042 大阪市中央区今橋3丁目2-17　緒方ビル

TEL（直通）06-6231-3257　FAX 06-6231-3256

緒方洪庵の「除痘館記録」を読み解く

2015(平成27)年6月10日発行

定価：本体2,300円(税別)

監　修　加藤四郎・古西義麿・米田該典・淺井允晶
編　者　緒方洪庵記念財団　除痘館記念資料室
発行者　田中　大
発行所　株式会社　思文閣出版
〒605-0089 京都市東山区元町355
電話 075-751-1781(代表)

印　刷
製　本　株式会社 図書印刷 同朋舎

 ISBN978-4-7842-1806-6　C1021